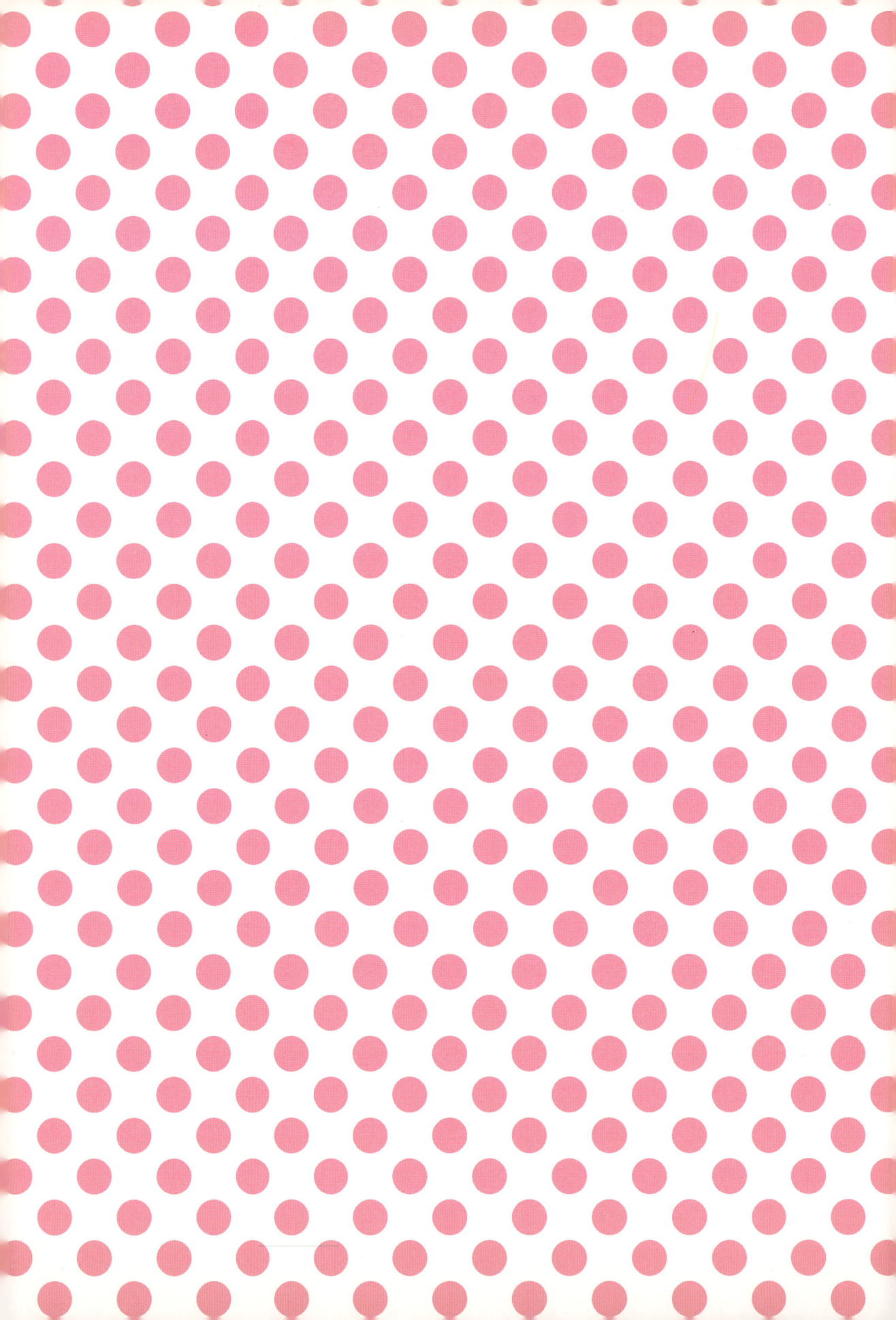

얼굴

내 손으로
성형하기

내 몸 을	병이 없다고 건강한 게 아니라 생명의 힘이 솟아나야 진짜 건강한 삶입니다. 예상치 못한 사고를 대비해 평소에 안전 수칙을 배워야 하듯이 "내 몸을 살리는 일"도 일상의 실천으로 습관을 들여야 하죠. "내 몸을 살리는 시리즈"는 좋은 먹거리를 지혜롭게 먹고 안전한 환경을 만들며 몸과 마음의 균형을 되찾고 적절한 운동을 익혀 건강한 삶을 실천하는 방법을 제안합니다.
살 리 는	
시 리 즈	

누구나 쉽고 간단하게 예쁜 얼굴 만드는 셀프 동작

얼굴 내 손으로 성형하기

초판 1쇄 발행 2019년 5월 01일
초판 2쇄 발행 2021년 5월 28일

지은이 위수영
발행인 김태영
발행처 도서출판 씽크스마트
사진 조병선
모델 성하윤

발행처 도서출판 씽크스마트
주　소 서울특별시 마포구 토정로 222(신수동) 한국출판콘텐츠센터 401호
전　화 02-323-5609·070-8836-8837
팩　스 02-337-5608

ISBN 978-89-6529-202-9 13590

- 잘못된 책은 구입한 서점에서 바꿔 드립니다.
- 이 책의 내용, 디자인, 이미지, 사진, 편집구성 등을 전체 또는 일부분이라도 사용할 때에는
  저자와 발행처 양쪽의 서면으로 된 동의서가 필요합니다.
- 도서출판 〈사이다〉는 사람의 가치를 밝히며 서로가 서로의 삶을 세워주는 세상을 만드는 데 기여하고자 출범한,
  도서출판 씽크스마트의 임프린트입니다.
- 원고 | kty0651@hanmail.net
- 페이스북 | www.facebook.com/thinksmart2009
- 블로그 | blog.naver.com/ts0651

씽크스마트 • 더 큰 세상으로 통하는 길
도서출판 사이다 • 사람과 사람을 이어주는 다리

내 몸을
살 리 는
시 리 즈
09

얼굴

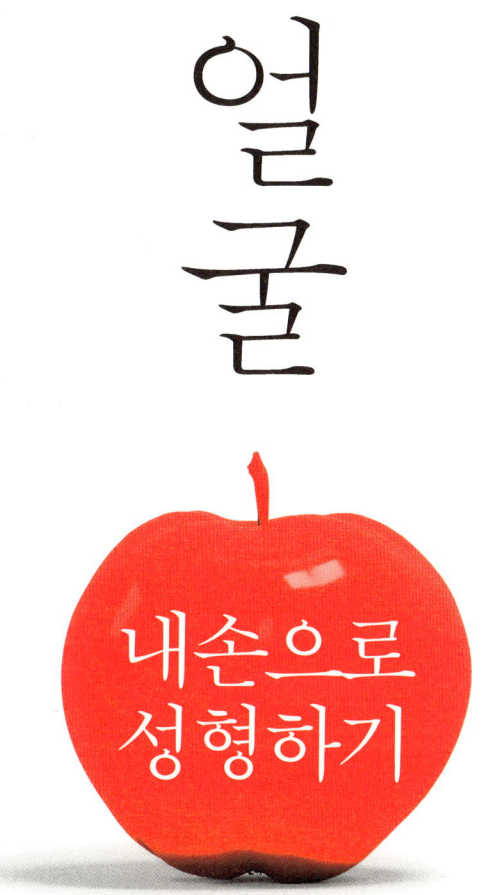

내 손으로
성형하기

위수영 지음

머 리 말

왜 골근테라피를 '수기성형'이라고 할까요?

'피부미용은 무엇일까? 피부미용을 잘하면 얼굴이 작아지고 뼈도 작아질까?'라는 의문을 가져본 적은 없을 것입니다. 피부는 우리가 매일 접하고 눈에 보이는 부위라 중요하게 생각하지 않았습니다. 피부에 상처가 생기거나 긁히고 찢겨도 약을 바르거나 꿰매면 된다고 생각했습니다. 그렇게 피부는 우리 몸에서 크게 중요한 부위가 아니었습니다. 산업이 발달하면서 현대에는 여성 및 남성 모두 외모가 경쟁력으로 대두되었고, 매끈한 피부는 미의 기본이 되었습니다. 더 나아가 작은 얼굴 및 V라인 얼굴이 미의 기준이 되면서 뼈를 깎는 수술 및 피부미용이 일상이 되었습니다.

그런 분들에게 미약하나마 도움을 드리고자 하는 마음에 이 책에 집중을 하였으며 근거 없이 그냥 에둘러 쓴 책이 아닌 독자분들이 쉽게 따라 할 수 있으면서 경락학과 해부학에 대한 기초 지식을 토대로 한 테크닉을 '위뷰티'에서 임상을 거쳐 만들었습니다.

기존의 〈하루 5분 내 손으로 성형하기〉 책으로 원하는 부위가 변화하였다는 독자들의 이메일을 많이 받았습니다. 〈얼굴, 내 손으로 성형하기〉는 하루 5분, 내 손으로 마사지하여 얼굴 변화를 느낀 독자들의 간절한 마음이 담긴 책입니다. 독자들을 위해 위뷰티에서는 꾸준한 연구를 했고, 이번 책에서는 얼굴에 관련한 다양한 고민을 해결할 수 있는 방법을 조금 더 쉽게 담아냈습니다. 골근테라피는 피부관리입니다. 피부관리를 하면서 경락학과 해부학을 기초지식으로 뼈의 변화 및 근육의 변화를 과학적으로 입증하였습니다.

"뼈가 어떻게 변화를 하나요?"라는 질문을 많이 받습니다. 뼈는 살아있는 유기체입니다. 신전과 압착에 의해 뼈의 세포는 변화합니다. 뼈의 세포가 변화를 하며, 세포수가 줄어들면 피부에 주름이 생성된다는 연구 결과도 있으며, 뼈의 변화는 피부 및 근육에 지대한 영향을 미칩니다.
인체는 유기적으로 서로 연결되어 있습니다. 이 연결의 흐름을 잘 이해하고 피부관리를 할 때 지식을 더하면 피부에 전해진 온기가 몸 속 깊이 들어가면서 신체에 쌓인 노폐물은 빠져 나가 매끄러운 형태의 얼굴형이나 뼈 세포에 도움이 된답니다.
이렇게 뼈는 변화를 하여 내가 원하는 얼굴형이 될 수 있습니다.
이 책을 접하는 독자들은 모두 내가 원하는 얼굴형으로 변화하고 싶은 마음이 있을 것이라 생각합니다. 그렇다면 한번 보고 끝내는 책이 아니라, 곁에 두면서 생각날 때마다 마사지 해보세요. 그러면 내가 원하는 얼굴형이 될 수 있다고 당당하게 말씀드릴 수 있습니다. 물론 하루아침에 원하는 얼굴형을 만들 수는 없습니다. 일주일에 2~3번 정도 꾸준하게 마사지를 한다면 100% 변화할 수 있습니다.

어떤 좋은 방법이 있어도 내가 행동하지 않으면 결코 변화할 수 없습니다. 아프지 않게 내 손으로 직접 마사지 할 수 있는 방법이 여러분 곁에 있습니다.

내 손으로 아프지 않게 부드럽게 하는 것이 포인트이며 물리적인 자극이나 인위적인 방법이 아닌 내 손으로 직접 원하는 얼굴형 마사지를 할 수 있습니다.

얼굴상(面相)은 심상(心相). 즉, 마음의 얼굴이라고 합니다.

매일 아침 거울 속에서 웃는 얼굴로 시작을 한다면, 내가 원하는 얼굴형에 긍정의 얼굴 근육이 더해져 아름다운 얼굴을 소유할 수 있습니다.

나도 모르게 얼굴에 인상을 쓰고 있다면 이 책을 보는 순간 인상을 펴고 입 끝을 올리는 연습을 해보세요. 그리고 이 책에 있는 내용을 따라해보세요. 박사논문은 물론 다수의 TV프로그램에서도 입증된 변화를 경험하게 될 것입니다.

이 책이 예뻐지고자 하는 모든 이들에게 작은 지침서가 되기를 바랍니다.

아름다움은 물론 건강함도 함께 드리니 많은 도움이 되시길 바랍니다.

위뷰티 대표 **위 수 영**

CONTENTS

머리말

5 왜 골근테라피를
'수기성형'이라고 할까요?

PROLOGUE

10 골근테라피를 시작하기 전에
알아두면 좋은 것들

성형 없이 작은 얼굴 만들기
석고 모형과 의료용 3D CT 촬영을 통해 눈앞에서 효과 확인
얼굴 라인, 왜 흐트러지고 어떻게 바로잡나
골근테라피 효과 높여주는 기초 해부학
이상적인 얼굴의 비율과 아름다움
골근테라피를 위한 기본 준비물
골근테라피 기본 테크닉 익히기
시작하기 전에 알아두어야 할 몇가지

SPECIAL PAGE
얼굴이 작아지는 클렌징과 세안
머리 감으면서 얼굴 관리까지!

SOLUTION 1
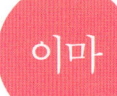
머리

작은 머리 만들기 36
뿔난 머리 매끈하게 만들기 38
납작한 뒤통수 볼륨주기 40
위로 솟은 머리 낮게 만들기 42
SPECIAL PAGE
얼굴 커지게 만드는 나쁜 습관 44

SOLUTION 2
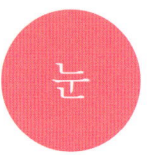
이마

꺼진 이마 볼륨 넣기 48
긴 이마 줄이기 50
좁은 이마 시원하게 만들기 52
M자 이마 고치기 54
SPECIAL PAGE
얼굴의 반사구 56

SOLUTION 3
눈

다크서클 없애기 60
눈가 주름 없애기 62
피로한 눈 맑게 만들기 64
눈 밑 꺼짐 되살리기 66

SOLUTION 4
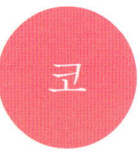
코

긴 코 줄이기 70
짧은 코 늘리기 72
낮은 코 높이기 74
얼굴 중안부 줄이기 76
돈 들어오는 코 만들기 78

SOLUTION 5

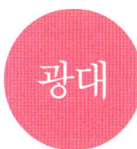

광대

위로 솟은 광대 내리기 82
옆으로 벌어진 광대 좁히기 84
돌출된 광대뼈 축소하기 86

SPECIAL PAGE
얼굴 커지지 않는 페이스 스트레칭 87

SOLUTION 6

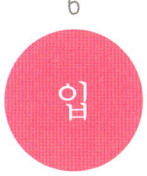

입

돌출입 집어넣기 90
팔자주름 없애기 92
입꼬리 올리기 94

SOLUTION 7

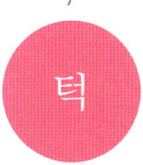

턱

사각턱 없애기 98
이중턱 없애기 100
긴 턱 줄이기 102
주걱턱 관리하기 104
처진 볼살 올리기 106

SPECIAL PAGE
보습, 브라이트닝, 얼굴 축소까지 모두
챙기는 피부 관리 비법 108

부록

골근테라피 체험기 CASE 126
얼굴 축소
작은 얼굴
광대 축소
사각턱 관리
긴 얼굴 관리
비대칭
두상
이중턱

Q&A 136

SOLUTION 8

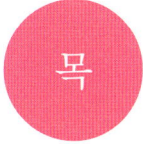

목

목주름 없애기 112
가늘고 긴 목선 만들기 114

SOLUTION 9

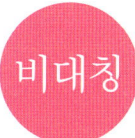

비대칭

안면 비대칭
교정하기 118

SOLUTION 10

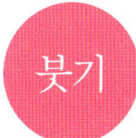

붓기

눈 붓기 빼기 122
얼굴 붓기 빼기 124

PROLOGUE

성형 없이 작은 얼굴 만들기

석고 모형과 의료용 3D CT 촬영을 통해 눈앞에서 효과 확인

얼굴 라인, 왜 흐트러지고 어떻게 바로잡나

골근테라피 효과 높여주는 기초 해부학

이상적인 얼굴의 비율과 아름다움

골근테라피를 위한 기본 준비물

골근테라피 기본 테크닉 익히기

시작하기 전에 알아두어야 할 몇가지

골근테라피를 시작하기 전에 알아두면 좋은 것들

01

성형 없이 작은 얼굴 만들기

부작용에 대한 걱정 없이 성형수술에 버금가는 효과를 누릴 수 있다면? 게다가 건강해지기까지 한다면? 그것이 바로 '수기성형' 골근테라피입니다. 골근테라피는 수기성형이라 불릴 만큼 효과는 확실한 반면, 일반 성형수술에서 느낄 수 있는 여러 가지 부담감에서 벗어날 수 있어 누구나 쉽게 시도해볼 수 있습니다.

건강하게 예뻐지기, 성형 없이 작은 얼굴 만들기

아름다움은 모든 여성의 소망이죠. 특히 요즘은 예쁜 얼굴이나 날씬하게 쭉 뻗은 몸매가 스펙의 하나로 여겨질 만큼 경쟁력이 높아지고 있습니다. 아름다움에 대한 욕망 자체가 사회적 가치로 받아들여지고 있는 것이죠. 이제는 대학 입학 전 또는 입사 시험 준비 과정 중에는 성형수술이 필수 코스로 여겨질 정도입니다. 특히 TV를 보면 요즘은 성형수술 안 하는 사람이 없는 것 같아요. 하지만 그렇다고 해서 누구나 선뜻 할 수 없는 것이 성형수술이기도 하죠. 성형수술에 대한 관심은 많지만 주저할 수밖에 없는 가장 큰 이유는 바로 수술 후 생길 수 있는 부작용에 대한 우려입니다. 특히 사각턱이나 광대뼈 축소술 같은 큰 수술은 부작용에 대한 두려움이 큽니다. 또 생각했던 것만큼 결과가 만족스럽지 않은 경우, 그로 인한 후회나 재수술에 대한 걱정 때문에 엄두가 안 나는 것이 사실이니까요. 골근테라피는 인체의 골격과 근육에 대한 이해를 바탕으로 합니다. 때문에 다른 피부 관리나 체형 관리와는 개념부터가 다르죠. 해부학적 접근에 의해 인체를 이해하고 우리 몸이 가장 좋아하는 방법으로, 체형이나 안면 골격의 변형이 생기기 이전의 단계로 몸을 되살리는 데 집중합니다. 때문에 건강할수록 예뻐지고, 예뻐질수록 건강해지는 선순환을 만들어냅니다.

형태 교정, 기능 개선, 통증 경감 효과까지!

골근테라피는 아름다움을 되찾는다는 형태 교정의 목적 외에 기능 개선과 통증 경감이라는 세 마리 토끼를 한꺼번에 잡는 관리법입니다. 이 같은 원리는 대부분의 형태 변형이 잘못된 자세에서 온다는 점에 바탕을 두고 있습니다. 인체는 사용 습관에 따라 그 형태가 변형되는데, 이 과정에서 기능이 저하되고 통증을 유발하게 됩니다. 변형된 형태에 대한 보상작용으로 몸이 악화를 구축하게 되는 것입니다. 턱관절을 예로 설명하자면, 잘못된 수면 습관이나 음식 섭취 방법, 턱을 괴는 등의 생활습관으로 인해 좌우 턱관절의 불균형을 초래하게 됩니다. 넓게 보자면 다리를 꼬고 앉는 습관이나 한쪽 다리로 삐딱하게 서는 습관, 굽이 높은 구두를 신거나 보폭을 좁혀 아장아장 걷는 습관 등으로 인해 골반이 틀어지게 되죠. 이는 곧 척추를 휘게 만들고, 연쇄적으로 양쪽 어깨의 균형이 깨지고 목뼈, 턱관절 등으로 변형이 이어집니다. 특히 컴퓨터 사용이 많은 직장인이나 학생들의 경우, 목을 앞으로 길게 빼는 거북목이나 허리의 힘을 빼고 등을 둥글게 굽히는 자세, 의자를 너무 낮게 사용해 어깨가 솟아오르는 등의 잘못된 자세가 습관이 되면 반드시 경추를 중심으로 어깨관절과 턱관절 등에 무리가 오게 됩니다. 이는 곧 통증으로 이어지며 장시간 반복되면

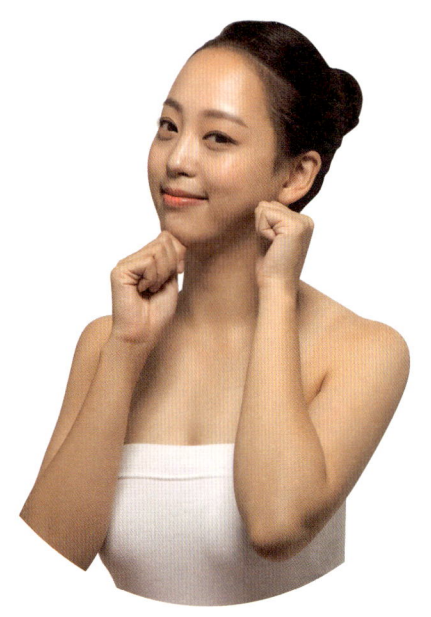

형태 변형까지 이어집니다. 골근테라피는 골격과 근육의 잘못된 사용에서 초래된 형태 변형을 바로잡는데 근간을 두고 있기 때문에 형태 교정을 통해 아름다움을 구현하는 동시에 기능 개선과 통증 경감 효과까지 만들어냅니다.

석·박사학위로 학계에서도 인정, 세계로 뻗어나가

골근테라피는 한국과 중국, 일본은 물론 미국과 유럽에서도 특허권을 획득한 차별화된 관리법입니다. 수많은 임상 노하우와 체계적인 석·박사 교육 과정을 통해 인체의 해부학과 생리학에 기초를 두고 있으며, 효과 역시 객관적인 척도를 통해 입증되고 있습니다. 골근테라피는 근육역학과 기전, 동양의학의 음양오행과 경락학설을 이론적 배경으로 합니다. 피부 위에서 뼈와 근육을 자극함으로써 경직되어 있는 근육을 이완하고 피부 상태를 개선하며 두상과 안면의 크기를 축소시키는 것을 기본 목적으로 합니다. 특히 지속적인 안면 마사지는 연부 조직의 유착을 해소함으로써 부종과 팽윤을 일으키는 체액을 감소시켜 안면 근육의 기능을 강화하고 순환계, 신경계, 세포 활동 등을 활성화하는 효과가 있습니다. 골근테라피는 단 4회의 관리만으로 눈이 커지고 광대가 축소된 것을 의료용 3D CT 촬영을 통해 입증해 학계와 언론의 이목을 집중시켰습니다. 나아가 기존의 다른 관리법과 달리 요요현상이 없어 스트레스 관리와 생활습관 관리만 잘 하면 그 효과가 반영구적으로 지속된다는 장점을 갖고 있습니다.

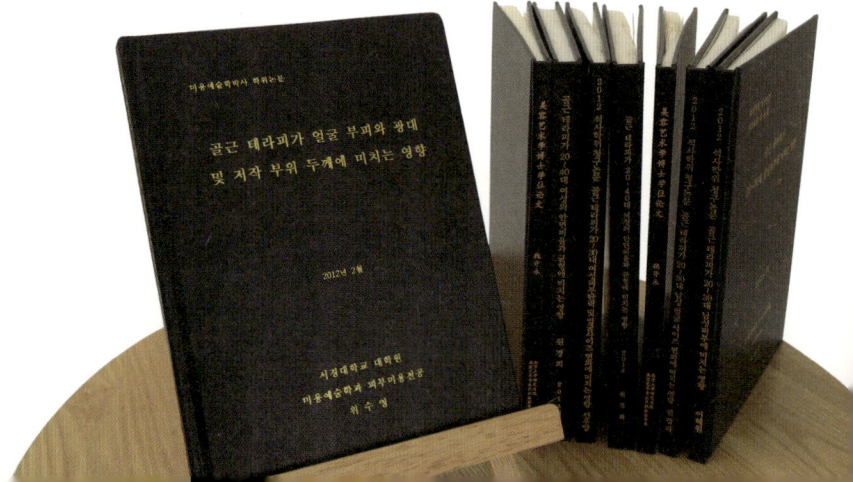

02

석고 모형과 의료용 3D CT 촬영을 통해 눈앞에서 효과 확인

피부나 체형관리를 시작할 때 우리를 망설이게 만드는 가장 큰 장애물은 정말로 눈에 보이는 효과가 있을까 하는 의구심이죠. 전문가에게 관리를 받을 때도 마찬가지입니다. 비용과 시간을 들여 관리를 받았는데 그 효과를 분명하게 측정할 수 없다면 만족도가 낮을 수밖에 없으니까요. 골근테라피는 관리 효과에 대한 객관적인 근거와 증거를 충분히 갖고 있습니다. 얼마나 성실하게 관리를 받느냐에 따라 효과가 나타나는 시기가 다를 수는 있지만, 관리를 충분히 받은 뒤에는 반드시 눈앞에서 효과를 확인할 수 있습니다. 그리 오래 걸리지도 않습니다. 대부분 한두 달 안에, 관리 10회를 채 받기도 전에 만족할 만한 결과를 얻습니다.

과학적인 측정으로 증명할 수 있어야 진짜 효과

피부 위에서 뼈와 근육을 통증 없이 부드럽게 자극하는 것만으로도 얼굴 크기가 줄어들고 광대뼈와 사각턱이 축소되는 것이 골근테라피입니다. 물론 여기에는 노하우가 필요합니다. 자극 지점을 정확하게 알고 적절한 압력과 속도, 방법으로 마사지를 해야 합니다. 골근테라피의 개념을 잘 모른 채 손과 발을 써서 관리하는 모습만 보면 '경락마사지 비슷한 것'이라고 생각할 수도 있습니다.

하지만 골근테라피는 경락마사지는 물론, 다른 모든 관리법과 전혀 다른 관리법입니다. 메커니즘은 물론, 효과 측면에서 비교할 수 없을 만큼 획기적이고 확실합니다. 이 말이 과장이 아닌 것이, 골근테라피는 석고 모형과 3D 레이저 스캐너, CBCTCone Beam Computed Tomogram 등과 같은 첨단 의료 장비를 통해 관리 전과 후 인체가 어떻게, 얼마나 달라졌는지, 그 효과를 정확하게 수치화합니다. 과학적으로 증명할 수 없는 막연한 효과란 개인에 따라 전혀 의미 없는 것이 될 수도 있기 때문입니다.

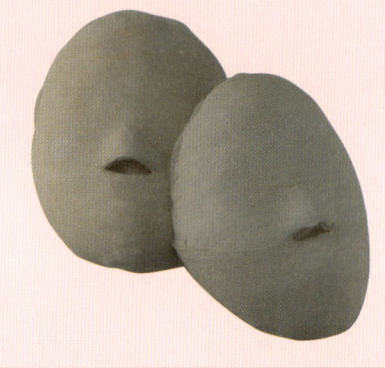

구분(단위)	사전	10회 후	16회 후
석고 모형 얼굴 길이(cm)	25.4	24.7	23.5
석고 모형 얼굴 폭(cm)	26.6	25.5	24.7

석고 모형으로 작아진 얼굴 실감

골근테라피의 시작은 석고 모형을 뜨는 것으로 시작됩니다. 얼굴은 물론 팔뚝, 허벅지, 종아리까지 직접 석고 모형을 떠서 자신의 현재 상태를 객관적으로 분석합니다. 이때 눈여겨볼 것은 얼굴 폭과 길이의 변화. 툭 튀어나온 광대뼈가 낮아지면서 부드러운 애플존이 생겨나거나 사각턱이 완화되면서

턱선이 V라인으로 변하는 것은 물론, 관리 후에 만든 석고 모형이 관리 전에 만든 석고 모형 안에 쏙 들어가 포개지는 것을 보면 놀라움을 금할 수 없습니다. 정말로 얼굴 크기가 작아진 것이죠. 관리를 시작하기 전에 발제점을 기준으로 헤어라인을 따라 좌우 귓구멍, 그리고 턱끝 융기점까지 안면 경계선을 다 감싼 뒤 안면 석고 모형을 뜹니다. 관리가 일정 횟수 이상 이루어진 뒤 다시 같은 방법으로 석고 모형을 떠서 관리 전과 비교하게 됩니다. 3~4회 관리를 받은 뒤에 처음에 만들었던 석고 모형을 얼굴에 써보면 이미 헐렁해진 것을 느낄 수 있으니 더욱

즐겁게 관리에 임할 수 있습니다.
아래 도표는 〈골근테라피가 얼굴 피부와 광대 및 저작 부위 두께에 미치는 영향〉이라는 박사 논문을 위해 진행했던 임상 결과입니다. 관리 전에 25.4센티미터였던 얼굴 길이가 10회 관리 후 24.7센티미터, 16회 관리 후 23.5센티미터로 약 2센티미터 정도 줄어들었습니다. 얼굴 폭의 경우, 관리 전에 26.6센티미터였던 것이 10회 관리 후 25.5센티미터, 16회 관리 후 24.7센티미터로 줄어들어 이 역시 약 2센티미터가 줄어든 것을 알 수 있습니다. 논문을 위한 연구가 아니라도 골근테라피를 받는 모든 사람이 이 같은 효과를 경험합니다. 뼈 자체의 크기가 줄어드는 일이 실제로 가능한 것입니다.

관리를 통해 피부나 근육 두께가 얇아지고 뼈의 길이와 폭이 작아지는 것을 객관적으로 측정할 수 있어야 진정한 '얼굴 축소'라고 할 수 있습니다. 골근테라피는 피부 속의 근육과 뼈까지 직접 측정할 수 있는 첨단 의료 장비를 통해 관리 효과를 객관적으로 확인할 수 있습니다. 병원에서 의료용으로 사용하는 CBCTCone Beam Computed Tomogram라는 촬영 기구로 골근테라피 전과 후의 모습을 찍어보면 골격의 사이즈가 줄어든 것을 확인할 수 있습니다. 3D 레이저 스캐너 촬영 역시 얼굴 피부와 두께의 변화를 수치로 확인할 수 있는 방법입니다.

의료용 촬영 기구로 찍으면 더 분명한 효과

골근테라피는 한두 번의 관리만으로도 "요즘 왠지 예뻐진 것 같다", "너, 얼굴에 뭐 했지?" 하는 주변의 반응을 이끌어내는 것이 보통입니다. 하지만 이것만으로는 부족합니다.

03

얼굴 라인, 왜 흐트러지고 어떻게 바로잡나

골근테라피는 근육역학과 기전, 동양의학의 음양오행과 경락학설 등을 이론적 배경으로 하여 뼈와 근육 위의 피부를 자극하는 관리 방법입니다. 원활하게 통하지 않는 인체의 기와 혈을 즉각적으로 통하게 하고, 뼛속 깊은 곳까지 자극하여 순환을 돕고 통증을 해소해줍니다.

얼굴이 틀어지고 턱선이 변형되는 이유

턱관절과 저작근의 변형에는 음식을 한쪽으로만 씹는 습관, 엎드려 자는 수면 습관, 턱을 고이고 있는 습관 등이 영향을 미칩니다. 더하여 직장과 가사노동 등 과도한 업무 스트레스로 인한 근육의 경직, 피로 누적으로 인한 안면 부종과 비대칭, 이중 턱 등도 큰 고민거리 중 하나입니다. 얼굴 윤곽에 영향을 미치는 또 다른 부위는 바로 광대뼈. 이는 인종적 특징이기도 하지만 인체 전반의 골격 상태와 관련이 있습니다. 갈비뼈가 벌어지거나 골반, 척추 등이 불균형해지면 연쇄적으로 광대뼈가 벌어질 수 있습니다. 즉, 인체의 골격은 한 부분의 문제인 것 같지만 전체적인 균형이 흐트러지면서 발생하는 경우가 대부분입니다.

골근테라피의 원리

골근테라피는 변형된 얼굴의 뼈와 근육을 자극함으로써 뼈세포 자체의 교환을 돕는 관리법입니다. 인체 스스로 재생하게 하여 얼굴의 형태를 작게 만드는 것이죠. 변형된 얼굴뼈에 적절한 자극을 가하면 피부의 말초신경 말단부에서 발생하는 자극이 척수를 통해 대뇌까지 전달되어 유쾌감과 이완감을 느낄 수 있습니다. 말초적 피부 자극이 부교감 신경을 자극함으로써 근육을 이완시키고 모세혈관을 확장시키게 되어 순환을 촉진하는 것이죠. 혈액이나 림프 등의 순환이 활성화되면 모세혈관의 울혈을 방지할 수 있습니다. 딱딱하게 뭉친 근육을 부드럽게 풀어주며 부종 및 팽윤을 일으키는 체액을 감소시켜 근육의 기능을 증진하는 효과도 있습니다. 산소대사, 경혈 자극, 신경안정, 신진대사 촉진 등을 통해 신체 내부의 자연 치유력을 강화하고 인체의 음양 평형을 되찾는 것이 바로 골근테라피인 것입니다.

골근테라피의 차별화된 효과

대개의 경락 마사지가 표피 자극을 기본으로 하는 것과 달리, 골근테라피는 각각의 경락 자극에 영향을 미치도록 적절한 깊이와 압력을 유지하며 진행됩니다. 이 같은 관리법은 외상이나 염증, 잘못된 자세 등으로 인해 발생하는 비정상적인 압박을 풀어주어 신체를 정상적 형태로 회복시켜줍니다. 생명 유지에 필요한 기관들이 올바른 위치를 되찾게 되므로 자연스럽게 아름다움을 되찾게 되는 것입니다. 골근테라피가 만들어내는 놀라운 변화는 마사지 자체의 효과라기보다는 인체의 자연치유력을 극대화하는 데서 찾을 수 있습니다. 근육학의 원리인 길항과 협력근 작용 원리에 입각한 관리법인 것이죠.

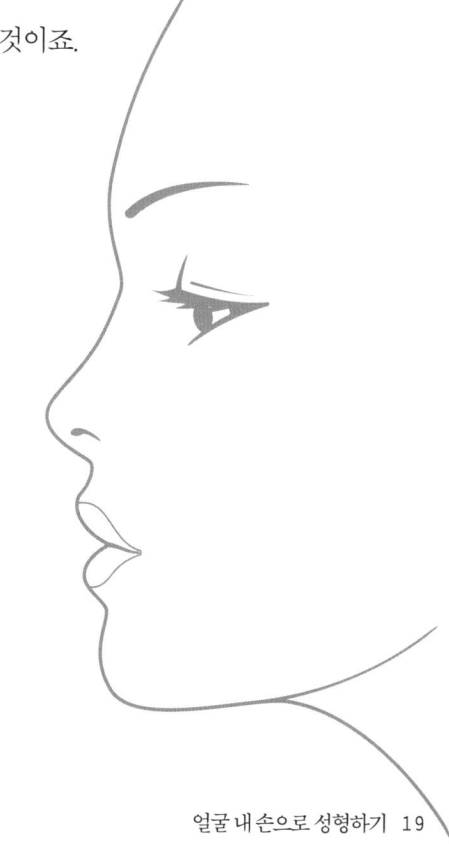

골근테라피는 자연스럽게
아름다움을 되찾아줍니다

골근테라피 효과 높여주는 기초 해부학

04

집에서 혼자 마사지를 하는데 해부학까지 알아야 할까요? 굳이 몰라도 됩니다. 하지만 알아두면 분명 도움이 된답니다. 내 얼굴의 뼈와 근육이 어떻게 이루어져 있으며 어떻게 작용하는지 알면 마사지를 할 때도 한결 자신감이 생기니까요. 하지만 너무 어렵게 느껴진다면 패스해도 괜찮아요.

근육

얼굴의 근육은 크게 피근과 저작근으로 나누어집니다. 피근은 얼굴에서 일어나는 복잡한 표정 운동을 일으키는 근육으로, 표정근 또는 표정안면근이라고 부르기도 하죠. 두개표근, 구부와 비부의 근, 이부의 근, 안부의 근 등 4그룹으로 배열되는 약 20종의 근육이 여기에 해당됩니다. 그 외에 눈꺼풀을 덮거나 눈썹을 올리는 데 작용하는 안륜근, 비공을 넓히는 비근, 입을 다물거나 뾰족하게 내밀 때 작용하는 구륜근, 귀여운 보조개를 만드는 소근 및 구각하제근 등이 있습니다. 안면근은 수의근으로 안면신경의 지배를 받습니다. 따라서 안면신경이 마비되면 눈꺼풀이나 입의 움직임에 문제가 생기게 되죠. 저작근은 얼굴의 피부, 코나 입속의 점막, 치아를 감싸는 잇몸 등에 분포하고 있습니다. 말 그대로 음식을 씹거나 말을 할 때 등 구강의 움직임에 작용하는 근육을 가리킵니다.

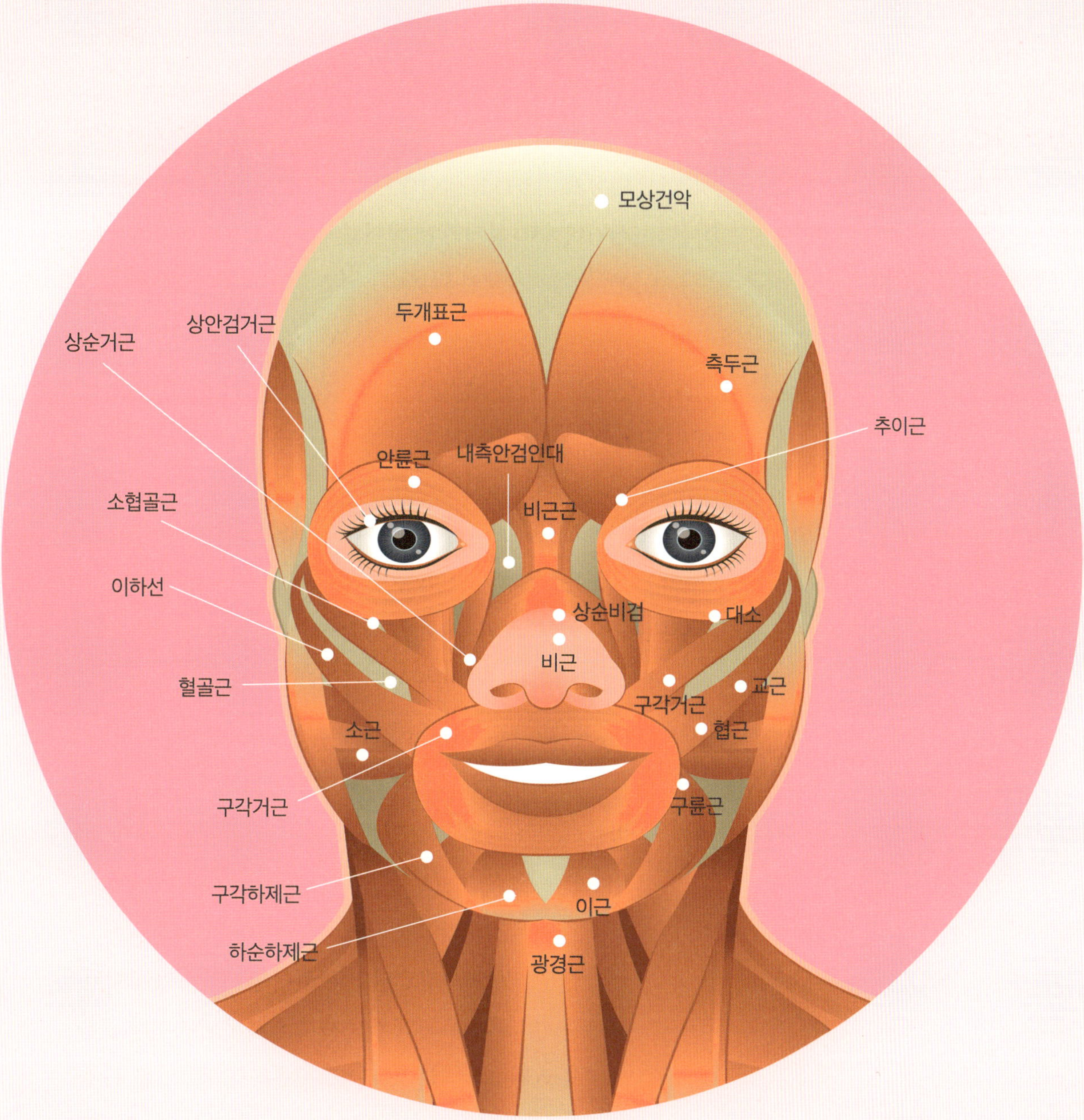

모상건악
두개표근
상안검거근
상순거근
측두근
추이근
안륜근
내측안검인대
비근근
소협골근
이하선
상순비검
대소
비근
혈골근
교근
구각거근
소근
협근
구각거근
구륜근
구각하제근
이근
하순하제근
광경근

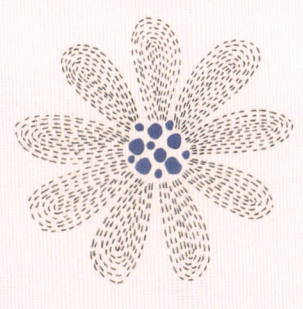

근막

근막이란 근육을 감싸고 있는 막을 가리키는 것으로, 모든 근조직을 보호하고 지지하는 섬유성 결합조직을 말합니다. 근막은 일반적으로 천층, 심층, 최심층으로 분류합니다. 천층은 진피 밑에 놓여 있고 심층은 근육, 뼈, 신경, 혈관과 장기 등을 둘러싸고 있죠. 최심층은 뇌와 중추신경계를 포함한
두 개천골계의 격막을 가리키는 것이고요. 우리 몸의 모든 근육은 바로 이 근막이 그물처럼 이어져서 하나의 체계를 이루고 있습니다. 고정된 것이 아닌 유기체이므로 한 곳이 움직이면 그와 관련된 인체의 다른 부분도 따라 움직이고, 건축물처럼 세월의 흐름으로 인해 손상이 되는 것입니다.

두개골

뼈는 우리가 생각하는 것보다 훨씬 활동적인 조직입니다. 많은 양의 뼈가 우리 몸속에서 제거되고, 새로 만들어지죠. 우리 몸속의 뼈 중 5~7%가 매주 재생, 새로운 세포로 대치됩니다. 성인의 경우, 1/2mg 정도의 칼슘이 뼈에 침착되고 빠져나오는 것으로 알려져 있습니다. 성인의 뼈에서 일어나는 침전과 재흡수는 모두 골외막과 골내막의 표면에서 이루어집니다. 이 두 과정이 뼈의 재형성에 관여하는데, 특히 재형성은 골아세포와 파골세포에 의해 조정되죠. 이 비율이 깨지면 골다공증이 발생하죠. 모든 뼈가 똑같이 재형성 과정을 거치는 것은 아닙니다. 부위에 따라서 매우 활발하게 재형성을 하는 뼈도 있고, 그렇지 않은 뼈도 있죠. 골근테라피는 두개골에 물리적 자극을 가하는 것으로, 그 자극에 의해 머리뼈의 구조가 변화를 일으킵니다. 압축력을 받는 부위와 신장력을 받는 부위가 골축적과 골흡수에 의해 재형성되는 것이죠.

05

이상적인 얼굴의

비율과 아름다움

어떤 얼굴이 아름다운 얼굴일까요? 아름다움에 대한 생각은 시대에 따라, 문화에 따라 달라집니다. 이상적인 얼굴에 대한 기준도 시대에 따라 꾸준히 달라지고 있습니다. 최근에는 여성들의 얼굴이 어느 정도 평준화되었다고 할 수 있습니다. 성형수술 덕분이죠. 하지만 얼굴의 생김새까지 비슷비슷해지면서 각자의 개성이 사라지다 보니 이목구비는 예쁘지만 아름답다는 느낌을 주기는 어렵습니다. 그 때문인지 요즘은 얼굴의 전체적인 균형과 자연스러움에 대한 관심이 증가하고 있는 추세입니다.

여성이 남성에 비해 후천적인 얼굴형 변화 크다

작고 갸름한 달걀형 얼굴에 대한 선호도가 꾸준하게 증가하고 있습니다. 얼굴이 크면 촌스럽고 긴장감이 떨어져 보이죠. 특히 요즘은 작고 매끈한 얼굴에 이목구비가 꽉 들어찬 사람을 아름답다고 여깁니다. 인종적인 차이도 있습니다. 동양인은 서양인에 비하여 얼굴 윤곽이 평면적이며 둥글고 큰 편입니다. 동양인의 얼굴은 좌우로 길고, 서양인의 얼굴은 앞뒤로 길죠. 그래서 사진이나 영상에는 서양인이 아름답게 나오는 편인데, 실제로 보면 그렇지 않은 경우가 많습니다. 주목할 만한 점은, 얼굴의 변화입니다. 나이가 들면 생활습관 등 여러 가지 이유에 의해서 얼굴이 많이 달라집니다. 그중에서도 여성은 남성에 비해 후천적인 얼굴형의 변화가 큰 편이죠. 눈 옆의 광대뼈나 귀밑의 하관뼈가 가장 큰 변화를 보이는데요, 나이 든 여성일수록 광대뼈가 벌어지고 턱뼈가 각진 경우가 많은 것은 이 때문입니다. 이 같은 변화를 바로잡기 위해서는 저작근을 비롯한 얼굴 근육을 잘 관리해 주어야 합니다. 턱관절 그리고 머리와 목을 연결하는 관절이 건강해야 얼굴이 커지거나 아래로 처지는 것을 막을 수 있습니다. 얼굴은 많은 뼈로 이루어져 있기에 골격 구조의 작은 변화에도 큰 변화가 생긴다는 점을 기억하세요!

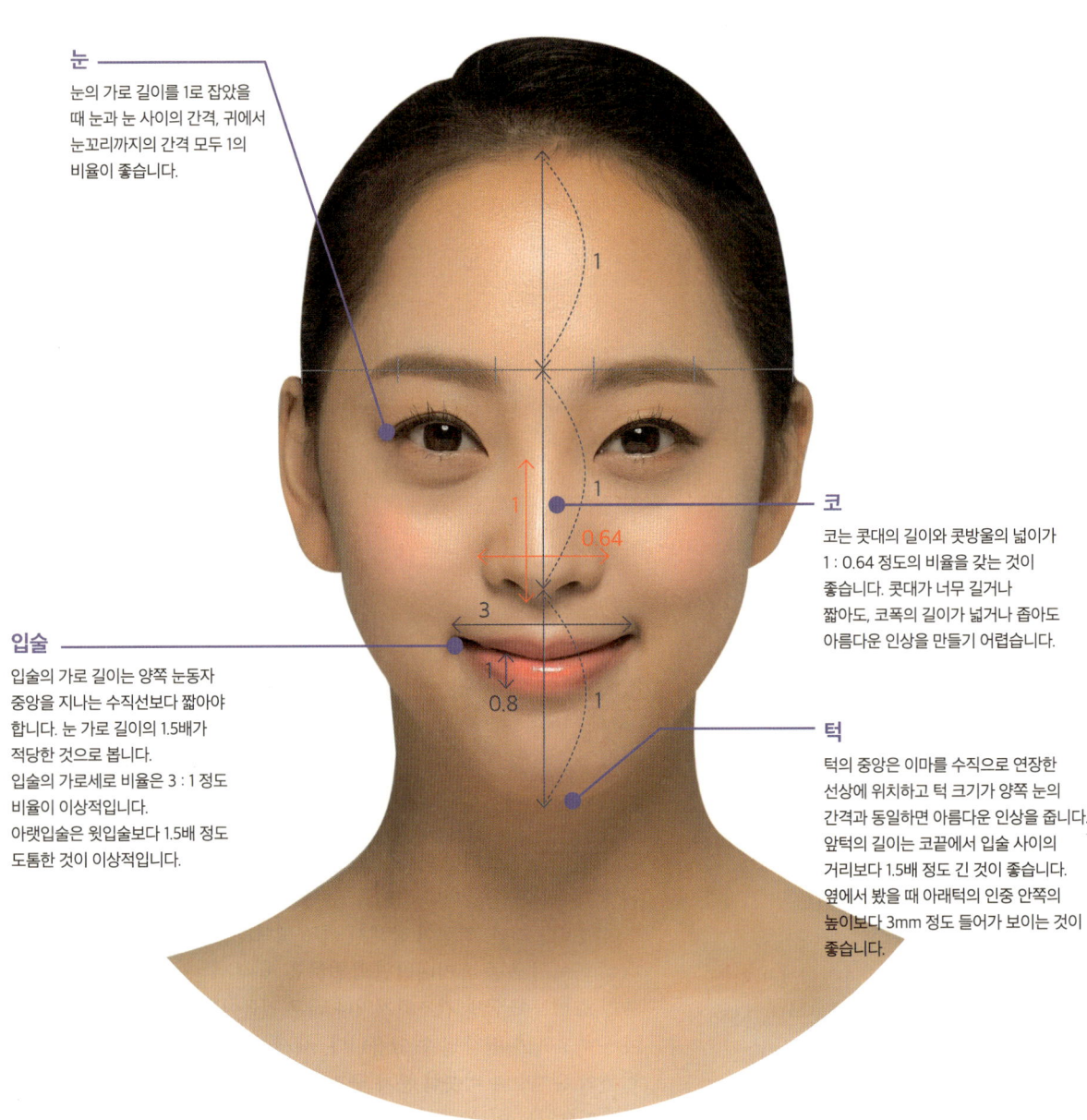

눈
눈의 가로 길이를 1로 잡았을 때 눈과 눈 사이의 간격, 귀에서 눈꼬리까지의 간격 모두 1의 비율이 좋습니다.

코
코는 콧대의 길이와 콧방울의 넓이가 1 : 0.64 정도의 비율을 갖는 것이 좋습니다. 콧대가 너무 길거나 짧아도, 코폭의 길이가 넓거나 좁아도 아름다운 인상을 만들기 어렵습니다.

입술
입술의 가로 길이는 양쪽 눈동자 중앙을 지나는 수직선보다 짧아야 합니다. 눈 가로 길이의 1.5배가 적당한 것으로 봅니다.
입술의 가로세로 비율은 3 : 1 정도 비율이 이상적입니다.
아랫입술은 윗입술보다 1.5배 정도 도톰한 것이 이상적입니다.

턱
턱의 중앙은 이마를 수직으로 연장한 선상에 위치하고 턱 크기가 양쪽 눈의 간격과 동일하면 아름다운 인상을 줍니다. 앞턱의 길이는 코끝에서 입술 사이의 거리보다 1.5배 정도 긴 것이 좋습니다. 옆에서 봤을 때 아래턱의 인중 안쪽의 높이보다 3mm 정도 들어가 보이는 것이 좋습니다.

청결한 손

마사지를 할 때는 손을 깨끗하게 하는 것이 가장 중요합니다. 클렌저를 사용해 손을 깨끗하게 씻고, 손톱이나 손끝의 각질도 깔끔하게 다듬는 것이 좋습니다.

어깨를 드러낼 수 있는 큰 목욕타월

마사지를 할 때는 어깨와 쇄골 부위까지 자극을 하게 되므로 큰 목욕타월을 준비해서 가슴부 위에 둘러주면 좋습니다. 가슴 부위에 고무줄이 들어 있는 목욕 가운이 있다면 더욱 편리합니다.

머리를 감싸는 데 필요한 타월

얼굴 부위를 마사지할 때는 머리카락을 완전히 감싸주는 것이 좋습니다. 샤워용 머리띠나 두건 등을 활용해도 좋겠죠.

아로마테라피용 오일이나 캔들

마사지를 할 때 아로마테라피를 함께 하면 심신을 이완시켜 보다 편안하고 즐거운 분위기를 만들 수 있습니다. 마음이 편안해야 마사지도 즐겁고 얼굴도 예뻐지는 건 당연한 얘기죠.

적절한 실내조명과 온도

실내 환경은 어깨를 드러내고 마사지를 할 때 편안함을 느낄 수 있는 온도와 습도를 유지하는 것이 좋습니다. 너무 덥거나 추우면 마음이 바빠 쉽게 지치고 마사지 효과도 반감되니까요. 조명은 너무 밝거나 어둡지 않고, 눈이 편안한 정도가 좋답니다.

06

골근테라피를 위한 기본 준비물

골근테라피에는 별다른 준비물이 없습니다. 깨끗한 손과 핸들링을 부드럽게 만들어줄 오일만 있으면 어디서든 할 수 있죠. 머리카락이나 목에 화장품이 묻을 수 있으니 세안이나 샤워 전에 하는 것이 더 편리하고, 휴식 시간을 따로 내서 잠깐 마사지를 즐겨보는 것이 가장 좋습니다.

리드미컬한 마사지를 위한 음악

음악이 있다면 더욱 좋겠죠? 따로 정해진 음악은 없습니다. 평소 자신이 좋아하는 장르의 음악이면 충분한데, 너무 빠르거나 느리면 마사지 리듬을 잡기 어려우므로 적당한 속도의 음악을 선정하도록 하세요.

마사지용 오일

골근테라피를 할 때는 손을 부드럽게 움직이기 위해 오일을 사용합니다. 평소 쓰는 오일을 사용해도 좋지만, 점성이 강해서 너무 뻑뻑하거나 너무 묽어서 줄줄 흘러내리면 불편하죠. 너무 빨리 스며들어 금방 건조해지거나 너무 겉돌아도 마사지 효과가 반감될 수 있습니다. 세서미오일이 인체의 유지방과 비슷한 분자 구조를 갖고 있어 마사지오일로 이상적입니다.

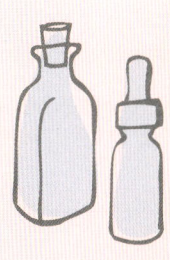

07

골근테라피

기본 테크닉 익히기

골근테라피에서 가장 중요한 테크닉은 손을 사용하는 핸들링(handling)입니다. 전문가에게 관리를 받을 때는 관리 부위에 따라 발이나 팔꿈치 등 인체의 다른 부위를 사용하기도 하지만 집에서 혼자 할 때는 거의 모든 자극이 손끝에서 이루어진다고 해도 과언이 아니죠. 손끝의 감각을 몸에 익히기 위해서는 다소 시간이 필요하지만 몇 번 반복하다 보면 금방 익숙해질 거예요.

손 사용법

대부분의 동작은 손끝을 가지런히 모아 모든 손가락의 힘을 고르게 사용합니다. 그중 엄지와 새끼손가락은 주로 지지하는 데 사용하며, 자극은 주로 가운데 세 손가락을 사용합니다. 손끝이나 손목 등에 무리하게 힘이 들어가서는 안되며, 인체의 골격과 손가락 관절이 자연스럽게 어우러지도록 사용해야 리드미컬한 동작이 가능합니다.

골근테라피에서 가장 많이 사용하는 기본 테크닉

누르는 듯이 밀어주기

검지, 중지, 약지 등 손가락 세 개를 맞붙여 손끝에 뼈가 느껴지는 정도의 압력으로 3~5초간 지그시 눌러줍니다.

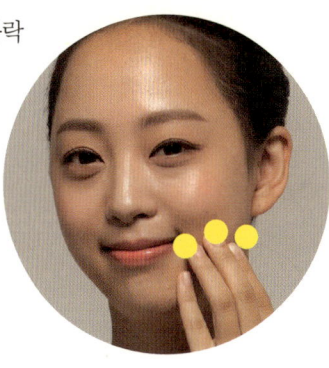

밀어주기

손가락 세 개를 맞붙여 뼈가 느껴지는 정도의 압력으로 누른 상태에서 화살표 방향으로 천천히 밀어줍니다.

손끝의 압력

과도한 압력으로 피부나 근육, 골격 등을 자극하면 오히려 역효과를 낼 수 있습니다. 동작이 잘못되면 잔주름이나 색소 침착, 적정 압력을 몸에 익히는 것이 중요하죠. 적정 압력은 0.3~0.8kg/㎠을 기준으로 하며, 이는 손끝에 뼈가 느껴지는 정도의 압력을 말합니다.

반복 횟수와 속도

장시간 마사지를 지속하다 보면 손끝에 피로가 쌓여 압력을 조절하는 데 무리가 올 수 있으니 주의하세요. 관리는 꾸준히, 반복적으로 하는 데 중점을 두는 것이 좋습니다. 모든 동작은 좌우 동일한 횟수로 반복합니다. 속도는 좌우 동시에 마사지 할 경우 1세트에 2분, 좌우 각각 마사지할 경우 1세트에 3~5분이 소요되는 수준을 유지하는 것이 좋습니다. 속도가 너무 빠르면 피부 마찰만 강해져 근육이나 골격에 충분한 자극을 줄 수 없고, 반대로 너무 느리면 자극 효과가 낮으니까요. 하지만 동작이 손에 익을 때까지는 천천히 하나씩 익혀나가세요.

올려주기

엄지와 검지로 살짝 쥐듯이 잡고 뼈가 느껴지는 정도의 압력으로 쓸듯이 위로 밀어 올려줍니다.

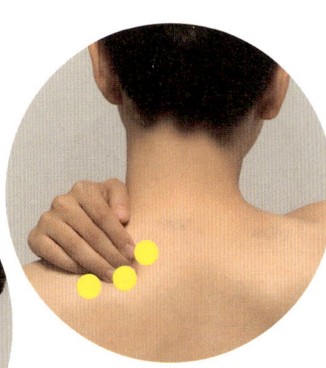

주무르기

손바닥 전체를 사용해 살짝 쥐듯이 잡고 부드럽게 누르면서 주물러줍니다.

시작하기 전에

알아두어야 할 몇 가지

정확한 테크닉을 익혀야 효과가 있다

골근테라피는 꾸준히 실천하면 반드시 효과를 거둘 수 있는 과학적인 프로그램입니다. 이때 가장 중요한 것은 정확한 동작을 익히는 것이죠. 너무 강하지도 약하지도 않은 적절한 압력으로 자극을 가하는 것입니다. 사용하는 손가락이나 손의 움직임은 약간씩 달라져도 괜찮지만, 골격과 근육을 자극하는 방향은 매우 중요하답니다. 사진과 설명을 잘 보면서 기본기를 익혀보세요.

꾸준히 실천해야 효과가 있다

전문가에게 골근테라피를 제대로 받으면 단 한 번의 관리만으로도 눈에 띄는 효과를 거둘 수 있습니다. 하지만 골근테라피를 처음 접하는 사람이 책을 보고 할 때는 꾸준히 실천해주어야 하죠. 날마다 아침 저녁으로 한 번씩, 1일 2회 정도 꾸준히 관리해 주는 것이 가장 좋습니다.

효과가 나타난 뒤
후속 관리가 중요하다

골근테라피를 꾸준히 실천하면 한두 달 만에 원하는 변화를 얻을 수 있습니다. 하지만 여기서 멈추지 말고 후속 관리를 해주는 것이 좋습니다. 우리 몸은 현재의 상태를 유지하려는 성향을 갖고 있기 때문에 새로운 변화가 일어났을 때 본래의 모습으로 돌아가려는 성질이 있습니다. 우리 몸이 새로운 변화를 인식하고, 변형 이전의 본래 모습을 되찾고 유지하려 할 때까지 지속적으로 실천해주면 요요 현상으로부터 벗어나 반영구적으로 효과를 누릴 수 있습니다.

전체적인 디자인에 신경 써라

골근테라피는 얼굴 디자인이라고 할 수 있습니다. 부족함을 느끼는 부위를 집중적으로 관리하다 보면 그에 따른 보상 작용으로 상반되는 부위의 결함이 두드러질 수 있습니다. 미백 관리에 집중하다 보면 잡티가 두드러지는 것과 마찬가지죠. 볼 살에만 집중하면 자칫 턱이 두드러질 수 있고, 얼굴이 작아지면서 다른 부위의 결함이 두드러질 수 있습니다. 집중 관리와 전체적인 디자인을 함께 해나가는 것이 효과를 극대화할 수 있는 방법입니다.

컨디션에 따라 달라질 수 있다

운동이나 마사지 등 모든 관리가 마찬가지입니다. 하루도 거르지 않고 꾸준히 해주는 것이 좋지만, 가끔은 휴식이 필요한 순간이 있죠. 수면 부족 등으로 인해 피로가 쌓였거나 술을 많이 마신 날 등 몸이 안 따라주는 날은 쉬는 것이 좋습니다. 몸과 마음이 함께 편안하고 즐거워야 얼굴도 예뻐진답니다.

얼굴이 작아지는 클렌징과 세안

세안은 민감한 얼굴 피부를 관리하는 데 가장 중요한 과정입니다. 메이크업을 말끔하게 지우면서도 피부에는 자극이 남지 않도록 바람직한 세안법을 배워두세요!

SPECIAL PAGE

STEP 1. 포인트 메이크업 지우기

립스틱, 아이섀도 등의 포인트 메이크업을 먼저 지워주세요. 화장솜에 립&아이 메이크업 리무버를 적신 뒤 눈꺼풀 위에 올려 눈두덩 부분을 적셔줍니다. 화장솜을 아래쪽으로 끌어 내리듯이 부드럽게 움직이며 마스카라, 아이라이너, 아이섀도 등을 깔끔하게 지워주세요. 입술도 같은 방향으로 닦아냅니다. 눈꺼풀과 입술 피부는 매우 민감하기 때문에 너무 강하게 자극하지 않도록 주의하세요.

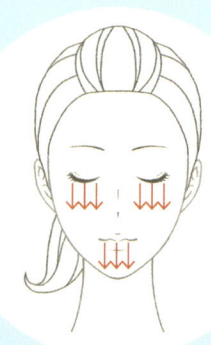

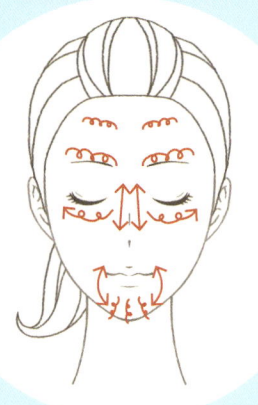

STEP 2. 베이스 메이크업 지우기

볼과 이마 등 전체적인 베이스 메이크업을 지울 차례입니다. 군데군데 클렌징크림을 바른 뒤 양쪽 중지, 검지로 작은 동그라미를 그리며 중앙에서 바깥쪽으로 움직여줍니다. 볼과 턱, 이마 등 튀어나와 있는 부위는 2회씩 부드럽게 지나가고, 콧방울, 눈밑, 눈두덩, 팔자주름 부위는 3~4회씩 부드럽게 문질러줍니다.

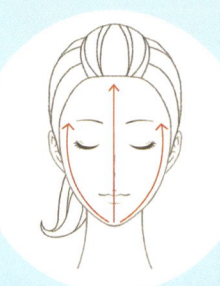

STEP 3. 물로 씻기

양쪽 손을 둥글게 오므려 물을 가득 채운 뒤, 턱에서 이마 쪽으로 쓸어 올리듯 어푸어푸 세안을 합니다. 이때 이마 쪽에서 턱 쪽으로 쓸어내리는 것은 절대 금지! 중력의 영향 때문에 하루 종일 아래로 처지는 피부를 위해 세안을 할 때만이라도 중력의 역방향으로 피부를 쓸어 올려주어야 한답니다. 손바닥으로 벅벅 문지르는 강한 세안은 예민한 피부를 만드는 나쁜 습관이니 꼭 고치도록 하세요.

STEP 4. 폼 클렌저로 씻기

폼 클렌저는 손에서 충분히 거품을 낸 뒤 얼굴에 적용하는 것이 중요합니다. 손으로 씻는 것이 아니라 거품으로 씻는다는 기분으로 피부를 가볍게 쓸어주세요. 볼과 턱, 이마 등 튀어나와 있는 부위는 1~2회, 들어가 있는 부위는 3~4회 동글동글 손가락 끝으로 문질러 주세요.

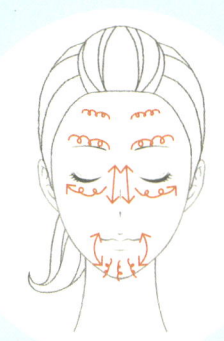

STEP 5. 물로 헹구기

다시 한 번 물로 헹궈 폼 클렌저를 깨끗하게 제거합니다. 세안 방법은 STEP 3과 같습니다. 얼굴에 메이크업이나 세안제 잔여물이 남지 않도록 충분히 헹궈주세요.

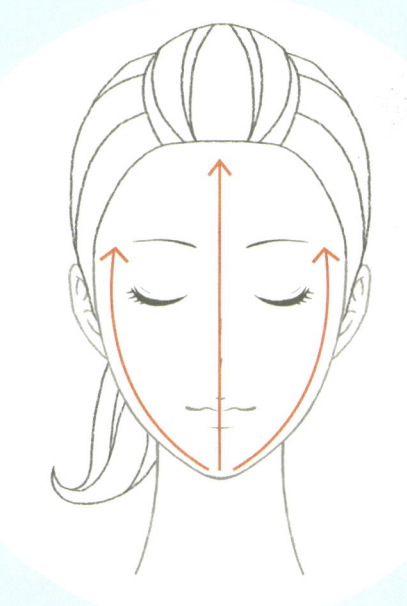

STEP 6. 물기 닦기

세안 직후 예민해진 피부를 타월로 쓱쓱 문지르면 자극이 너무 심하답니다. 클렌징용 해면을 미리 물에 담가두었다가 사용하는 것이 가장 좋습니다. 해면의 물기를 꼭 짠 뒤 퍼프로 파우더를 바르듯 톡톡 두드려 물기를 제거해주세요. 해면은 타월보다 마찰력이 적어 피부의 보습막을 유지해주며, 피부 보호에 꼭 필요한 각질을 보존해서 피부를 건강하게 지켜준답니다.

머리 감으면서 얼굴 관리까지!

팔자주름이나 볼 살 처짐을 완화해주는 샴푸 방법을 배워볼까요?
머리를 감을 때는 머리카락보다는 두피 세정에 집중하는 것이 헤어를 건강하게 관리하는
방법이랍니다.

SPECIAL PAGE

1. 지문 부위로 부드럽게 마사지

샴푸를 할 때 손끝을 이용하면 두피가 상처를 생길 수 있습니다. 가장 좋은 방법은
손가락의 지문 부위를 이용해 마사지를 한다는 기분으로 핸들링하는 것입니다.
이렇게 하면 두피 자극을 최소화할 수 있어, 두피가 예민해지거나 머리카락이
빠지는 것을 예방할 수 있답니다.

2. 머리 양쪽을 아래에서 위로

샴푸를 시작할 때는 두상 측면부터 시작해 위로 올라가는
것이 좋습니다. 머리는 중력을 가장 많이 받는 곳으로,
중력에 의해 얼굴 근육이 아래로 처지는 것을 가장 강하게
버티는 곳이거든요. 아래쪽에서 위쪽으로 끌어 올리듯
움직여주면 노폐물 세정도 잘되고, 중력에 의해 처진 얼굴
근육도 리프팅이 된답니다.

3. 이마에서 정수리 쪽으로

이마에서 정수리 있는 부근까지 손끝을 둥글리며 움직여주세요. 이 부위는 피지 분비가 왕성해서 금세 머리카락이 눅눅해지는 곳이죠. 머리카락에 피지가 흡수되거든요. 머리카락 속으로 손을 집어넣어 두피를 마사지한다는 느낌으로 샴푸를 해주시면 됩니다.

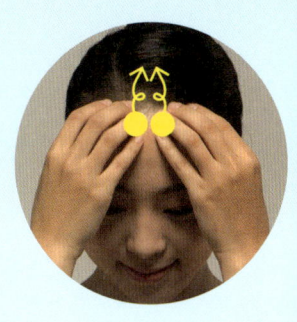

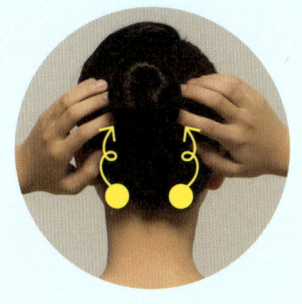

4. 뒷목에서 정수리 쪽으로

두상 뒤쪽도 아래에서 위로 끌어 올리면서 샴푸를 해줍니다. 상하좌우로 아무렇게나 움직이면서 샴푸할 때보다 훨씬 개운하고, 머리를 말리고 난 뒤에도 찰랑찰랑한 느낌이 들 거예요.

두피 타입에 맞는 샴푸로 하루 1회만

샴푸는 피지 분비에 맞춰 건조두피, 중성두피, 지성두피, 손상모 등으로 제품이 나눠져 있습니다.
자신의 두피 상태에 맞는 제품을 골라 쓰는 게 가장 좋은데요, 자신의 두피 타입을 잘 모를 때는 현대인들은 매일 머리를 감기 때문에 건조두피용 제품을 사용하는 것이 무난합니다. 또한 샴푸는 하루 1회만 하는 것이 좋습니다. 하루 2회 샤워를 한다면 1회는 샴푸로, 1회는 물로만 씻어주세요. 두피도 피부이기 때문에 세정제를 자주 사용하면 과각질화, 염증성 두피, 피지 분비가 촉진될 수 있습니다.

SOLUTION · 1

두통은 전체 인구의 70~80%가 경험할 정도로 흔한 증상입니다. 과로나 스트레스를 많이 받게 되면 편두통처럼 가벼운 '일차 두통'이 일어날 수 있고, 머릿속에 있는 뇌가 많은 일을 하다 보면 노폐물이 쌓여, 두상의 형태가 변화될 뿐만 아니라 뇌 손상이나 뇌경색, 알츠하이머병 같은 뇌 질환으로 인해 '이차 두통'과 연관될 가능성이 있습니다. 지속적인 골근테라피를 하게 되면 울퉁불퉁한 두상이 매끄럽고 작은 두상이 되며, 뇌에 쌓인 노폐물들의 배출을 쉽게 하여 편두통이나 긴장형 두통, 나아가 뇌 질환도 함께 예방할 수 있습니다.

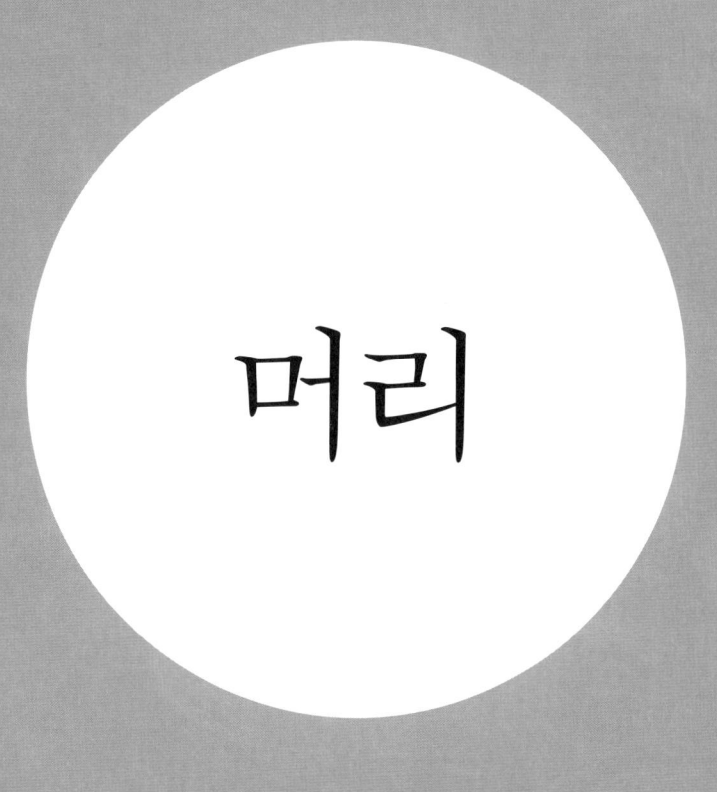

머리

이마

눈

코

광대

입

턱

목

비대칭

붓기

소요시간
1세트 3~5분

1

작은 머리 만들기

몸에 비해 머리가 큰 사람들은 남모르게 고민을 많이 합니다. 우리나라 성인 남성 기준 머리둘레 평균이 57.3cm, 성인 여성 기준 머리둘레 평균은 55.2cm라고 합니다. 모자를 쓸 때도 항상 끼는 느낌을 받고 큰 사이즈의 모자만 사는 이들을 위한 테크닉입니다. 머리감을 때 꾸준히 자극하면 두개골을 직접 자극해 양파처럼 동그랗고 작은 두상을 만들어줍니다.

TIP 양쪽 동시에 하기보다 한 쪽 먼저 9회 실시한 뒤 반대편과 비교하여 변화된 모습을 확인하시는 게 좋습니다. 한 쪽씩 실시할 때 동작이 좀 더 정확합니다.

3 이번에는 ❷의 시작점에서 다시 1cm 옆으로 이동한 지점에 검지, 중지, 약지를 대고 둥글리며 정수리 높이까지 끌어올립니다. 9회 반복한 뒤 반대쪽도 같은 방법으로 실시합니다.

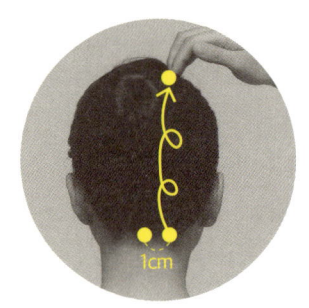

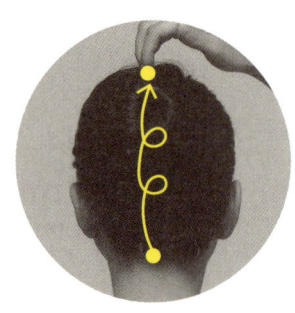

2 뒷목 헤어라인 가운데 움푹 들어간 지점에서 1cm 옆으로 이동한 부위에 검지, 중지, 약지를 대고 둥글리며 정수리 옆까지 끌어올립니다. 9회 반복한 뒤 반대쪽도 같은 방법으로 실시합니다.

1 먼저 뒷목 헤어라인 가운데 움푹 들어간 지점에 검지, 중지, 약지를 대고 둥글리며 정수리까지 끌어올립니다. 9회 실시합니다.

5 이번에는 ❹의 시작점에서 1cm 옆으로 이동한 지점에 검지, 중지, 약지를 갖다 대고 일직선으로 끌어올립니다. 9회 반복한 뒤 반대쪽도 같은 방법으로 실시합니다.

4 귀둘레 위 헤어라인에 검지, 중지, 약지를 대고 둥글리며 정수리 중앙까지 끌어올립니다. 9회 반복한 뒤 반대쪽도 같은 방법으로 실시합니다.

6 귀 앞 헤어라인 시작점에 검지, 중지, 약지를 갖다 대고 같은 방법으로 이마 헤어라인 가운데까지 헤어라인을 따라 끌어올립니다. 9회 반복한 뒤 반대쪽도 같은 방법으로 실시합니다.

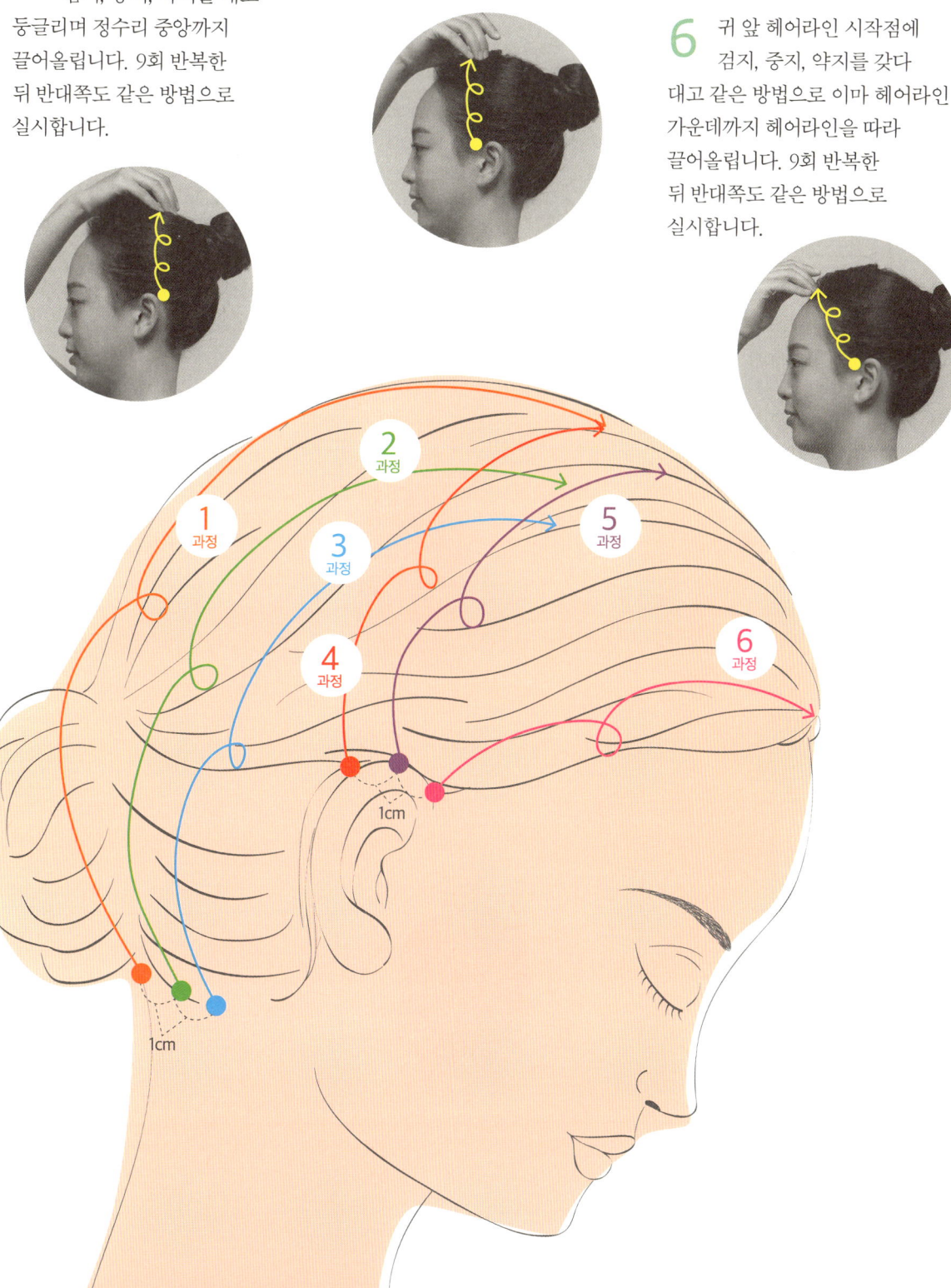

얼굴 내 손으로 성형하기 37

소요시간
1세트 3~5분

뿔난 머리 매끈하게 만들기

날마다 옆짱구 머리를 커버하기 위한 헤어스타일만 찾으시나요? 옆으로 두상이 벌어져 있으면 머리를 묶을 때도 신경쓰이고, 예쁜 얼굴이 못나게 보일 수도 있습니다. 내 감정에 의해 스트레스를 가장 많이 받을 때 두상은 옆으로 벌어지게 됩니다. 벌어진 두상의 봉합선을 관리하여 옆짱구 머리를 매끄럽게 만들어보세요.

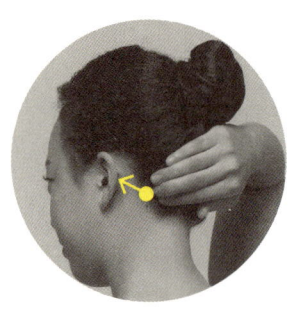

3 검지를 이용해 귓불 뒤 헤어라인부터 귓불 뒤까지 일직선으로 끌어올립니다. 9회 반복한 뒤 반대쪽도 같은 방법으로 실시합니다.

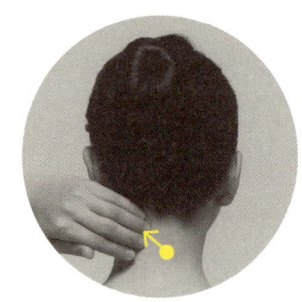

2 이번에는 ❶의 시작점에서 1cm 위에 검지, 중지, 약지를 갖다 대고 사선으로 1.5cm 끌어올립니다. 9회 반복한 뒤 반대쪽도 같은 방법으로 실시합니다.

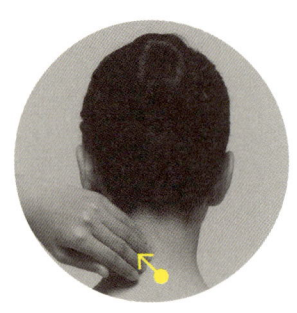

1 대추혈에 검지, 중지, 약지를 갖다 대고 사선으로 1.5cm 끌어올립니다. 9회 반복한 뒤 반대쪽도 같은 방법으로 실시합니다.

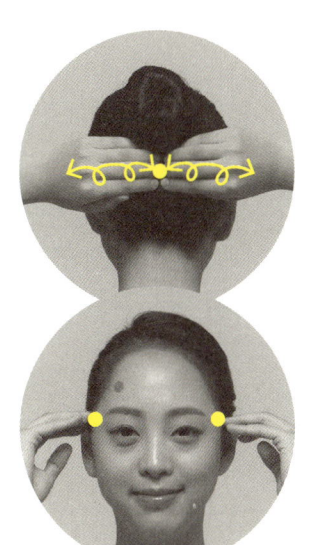

5 중지를 이용해 뒤통수에서 일직선으로 손끝을 둥글리며 귀 위 헤어라인까지 끌어내렸다가 끌어올립니다. 9회 반복합니다.

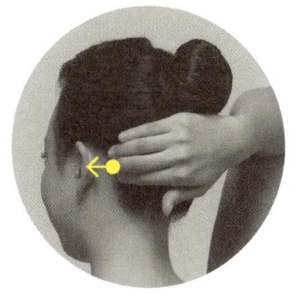

4 이번에는 ❸의 시작점에서 1cm 위에 검지를 갖다 대고 귓불 중앙 부분까지 일직선으로 끌어올립니다. 9회 반복한 뒤 반대쪽도 같은 방법으로 실시합니다.

6 중지를 이용해 정수리 1cm 아래 지점부터 관자놀이 2cm 위 헤어라인까지 일직선으로 손끝을 둥글리며 끌어올렸다가 끌어내립니다. 9회 반복합니다.

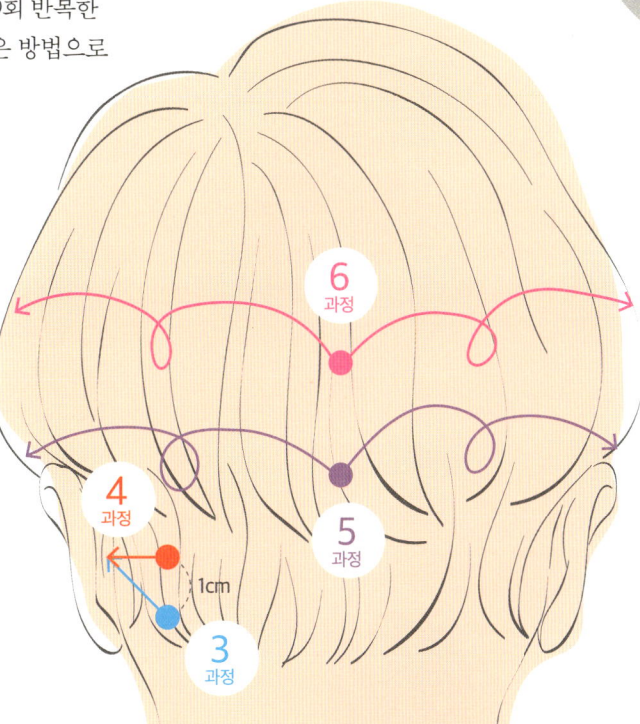

소요시간
1세트 3~5분

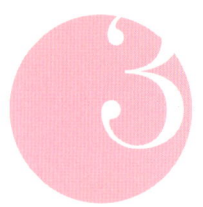

납작한 뒤통수 볼륨주기

납작한 뒷모습은 인제 그만 보여주세요. 남녀노소 밋밋하고 납작한 뒤통수의 느낌을 지우기 위해 번거롭게 파마나 드라이를 하거나 뒤통수 성형에 대해 고민을 합니다. 골근테라피로 수술 없이도 안전하게 납작한 뒤통수에 볼륨을 만들어보세요.

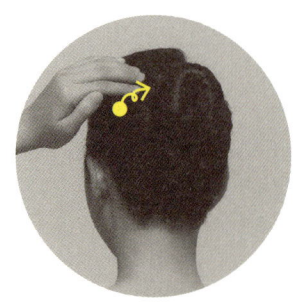

3 옆머리 가장 튀어나온 부분에 검지, 중지, 약지를 갖다 대고 정수리 2cm 옆까지 손끝을 둥글리며 끌어내립니다. 9회 반복한 뒤 반대쪽도 같은 방법으로 실시합니다.

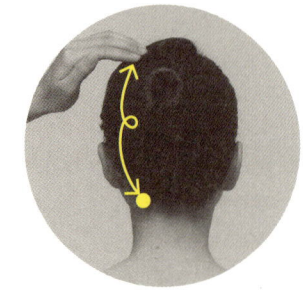

2 뒷목 헤어라인 가운데에서 2cm 옆의 위치에 검지, 중지, 약지를 갖다 대고 정수리 1cm 옆까지 손끝을 둥글리며 끌어올렸다가 끌어내립니다. 9회 반복한 뒤 반대쪽도 같은 방법으로 실시합니다.

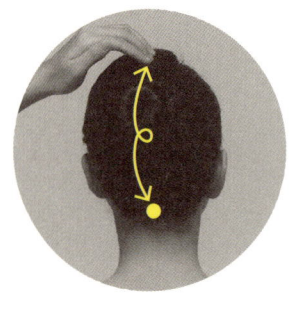

1 뒷목 헤어라인 가운데에 검지, 중지, 약지를 갖다 대고 정수리까지 손끝을 둥글리며 끌어올렸다가 끌어내립니다. 9회 반복합니다.

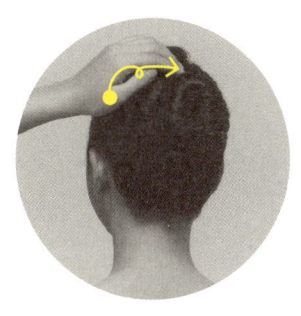

5 검지, 중지, 약지를 이마 헤어라인의 중앙에 갖다 대고 정수리 부위까지 둥글리며 끌어올려줍니다. 9회 반복합니다.

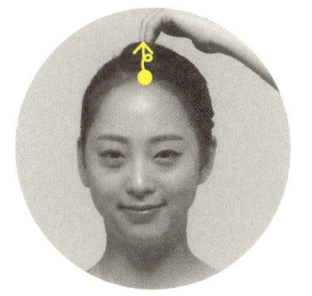

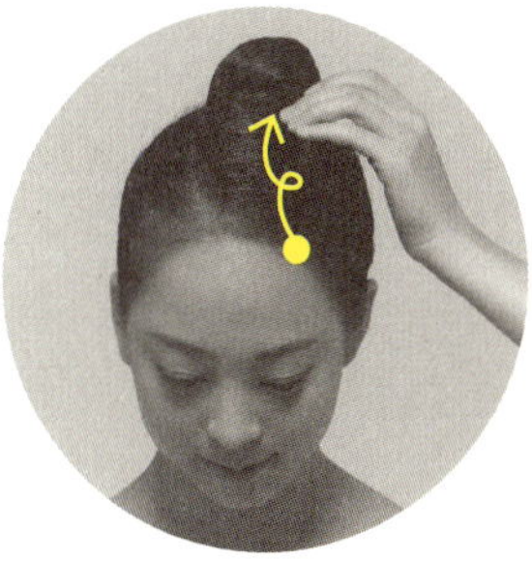

4 옆머리 가장 튀어나온 부분에서 1cm 위에 검지, 중지, 약지를 갖다 대고 정수리까지 둥글리며 끌어내립니다. 9회 반복합니다.

6 이마 헤어라인의 중앙에서 1cm 옆에 검지, 중지, 약지를 갖다 대고 정수리 옆까지 직선 방향으로 둥글리며 끌어내립니다. 9회 반복한 뒤 반대쪽도 같은 방법으로 실시합니다.

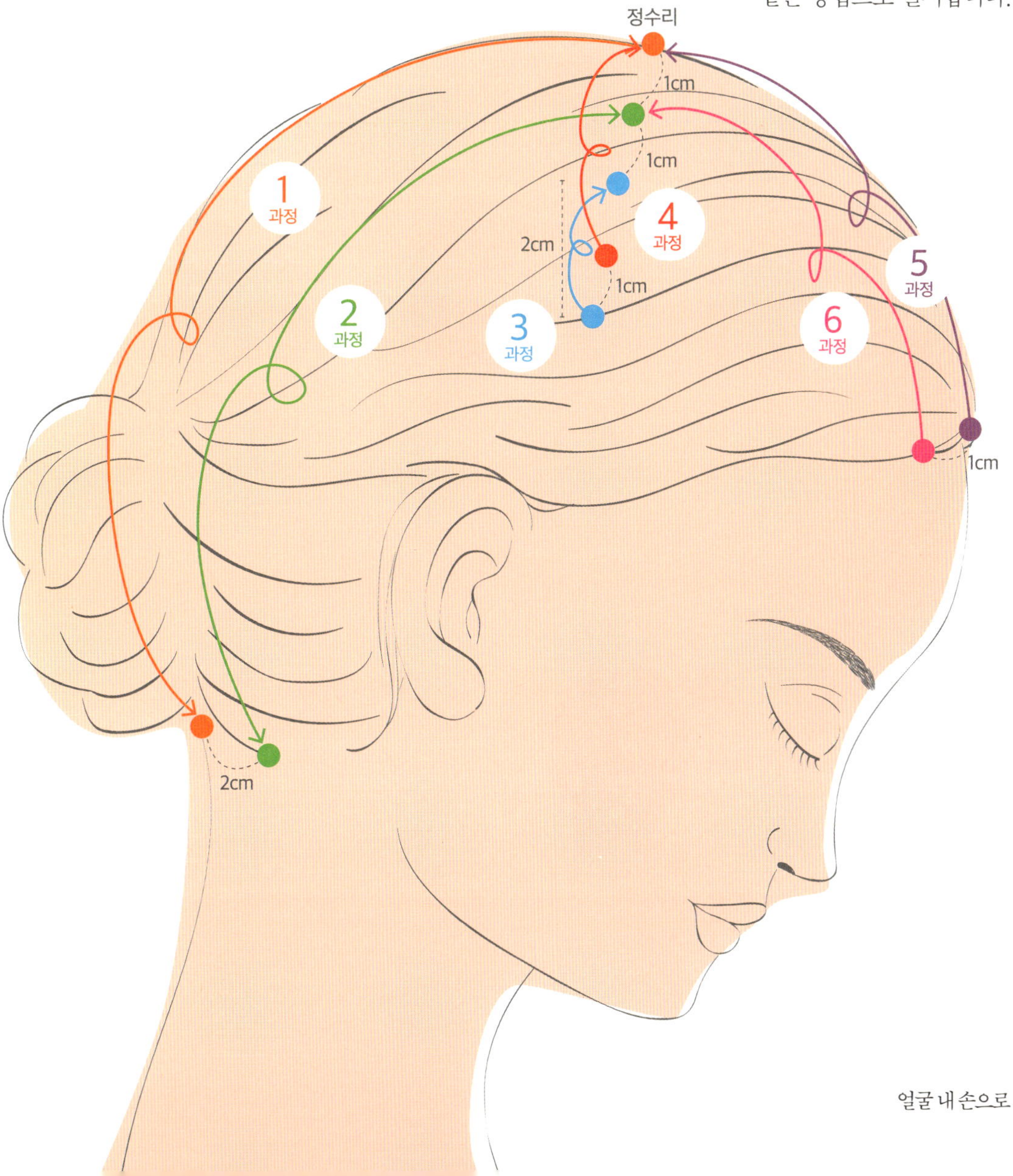

소요시간
1세트 3~5분

④

위로 솟은 머리 낮게 만들기

'콘헤드'는 신생아에게만 해당되는 것은 아닙니다. 두개골 뼈는 살아있기에 1분에 12번 호흡을 통해 미세하지만 늘 변화하고 있습니다. 동그란 두상을 갖고 있으면 얼굴도 함께 예쁠 수밖에 없는 이유는 두개골 뼈의 변화는 얼굴의 형태 또한 같이 변화시키기 때문입니다. 골근테라피로 뼈와 근육 위의 피부관리를 통해 두개골 뼈세포 교환을 도와 안전하게 솟은 두상이 아래로 내려가 동그랗고 예쁜 두상과 얼굴라인을 만들어줍니다.

3 귀 위 1cm 지점부터 눈꼬리까지 검지, 중지, 약지로 손끝을 둥글리며 끌어내립니다. 9회 반복한 뒤 반대쪽도 같은 방법으로 실시합니다.

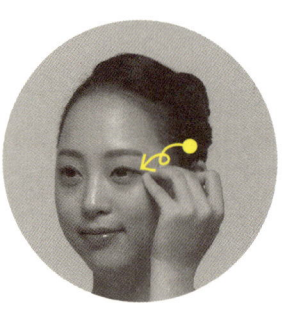

2 귀 위 2cm 지점부터 눈썹 끝과 눈꼬리 사이 가운데 지점까지 검지, 중지, 약지로 손끝을 둥글리며 끌어내립니다. 9회 반복한 뒤 반대쪽도 같은 방법으로 실시합니다.

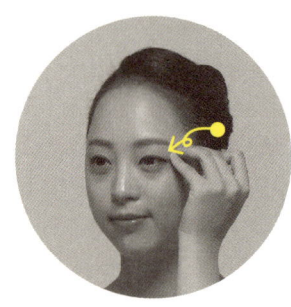

1 눈썹 끝과 눈꼬리 사이를 3분할합니다. 검지, 중지, 약지로 귀 위 3cm 지점부터 눈썹 끝까지 손끝을 둥글리며 끌어내립니다. 9회 반복한 뒤 반대쪽도 같은 방법으로 실시합니다.

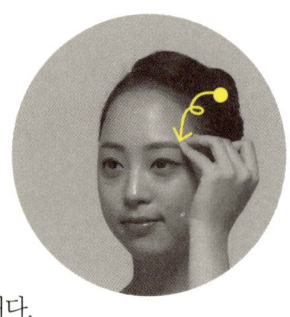

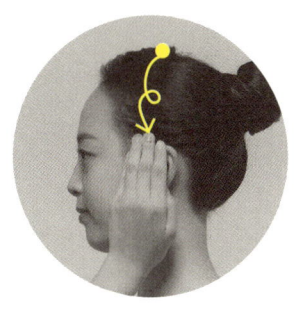

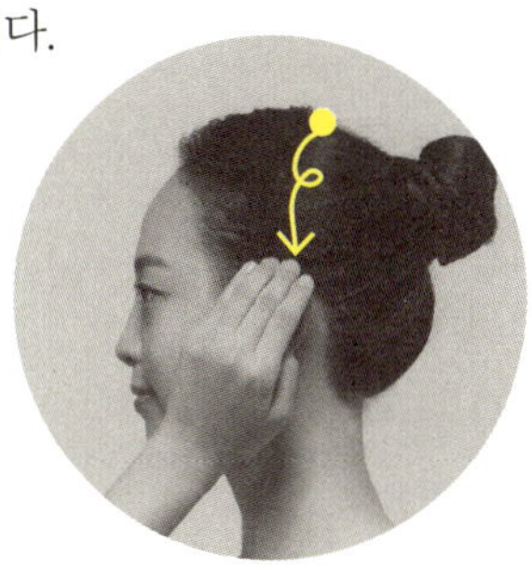

4 귀 앞부터 귀 뒤까지 3분할하고 정수리부터 귀 부근까지 끌어내리는 동작입니다. 검지, 중지, 약지로 정수리 앞 1cm 지점에서 귀둘레 앞까지 손끝을 둥글리며 두상 측면을 끌어내립니다. 9회 반복한 뒤 반대쪽도 같은 방법으로 실시합니다.

5 검지, 중지, 약지로 정수리 지점에서 귀둘레 위까지 손끝을 둥글리며 두상 측면을 끌어내립니다. 9회 반복한 뒤 반대쪽도 같은 방법으로 실시합니다.

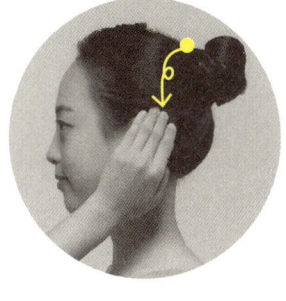

6 검지, 중지, 약지로 정수리 뒤 1cm 지점에서 귀둘레 뒤까지 손끝을 둥글리며 두상 측면을 끌어내립니다. 9회 반복한 뒤 반대쪽도 같은 방법으로 실시합니다.

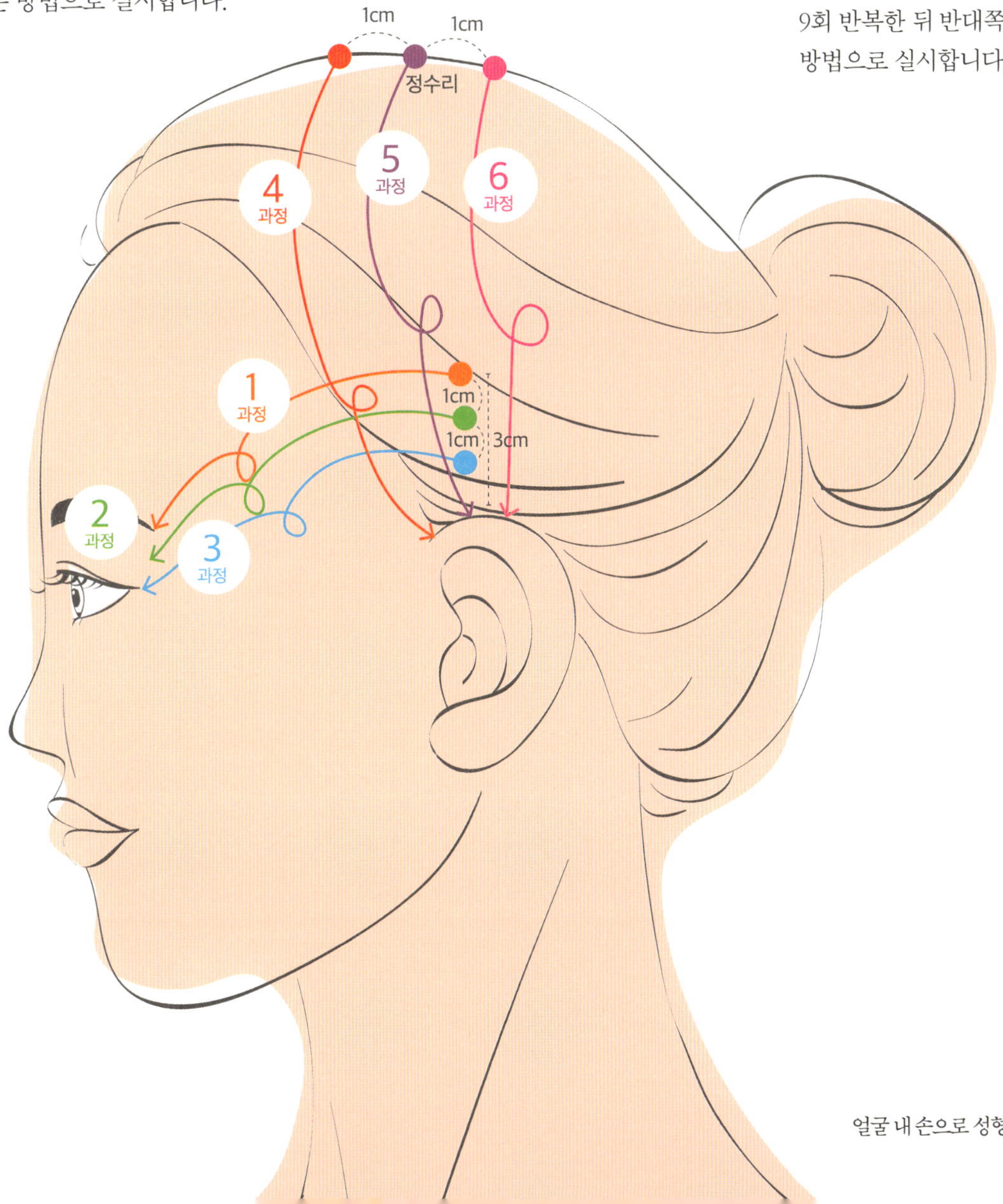

얼굴 커지게 만드는 나쁜 습관

얼굴이 작고 아름다워 지는 것은 누구나 갖는 소망입니다.
얼굴 작게 만드는 것도 물론 중요하지만, 나의 얼굴이 커지는 이유를 정확히 알고 대처한다면 그 시너지는 더 커질 수 밖에 없답니다. 얼굴이 커지는 이유에 대해 확인해볼까요?

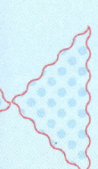

SPECIAL PAGE

노화

살아가면서 노화는 당연하게 찾아오지요. 누구도 피할 수 없는 노화이지만 나에게는 최대한 늦게 오기를 바라는 마음입니다. 노화는 첫째 근육이 점점 줄어들면서 겉의 얼굴 피부(늘어짐 현상)의 노화 또한 자연스럽게 일어나게 되는데요. 늘어짐의 결과로 이중턱, 심술보, 부종이 생길 수 있습니다.

무표정

얼굴의 희노애락을 표현해주는 16가지 표정근이 존재합니다. 얼굴의 표정근육은 자주 사용해줄수록 탄력있고 예쁘게 올라가는데요. 무표정을 주로 하게 되었을때 얼굴의 표정근육은 자주 사용하지 않아 기능을 잃게 되어 결국 피부의 늘어짐으로 표현해줍니다.

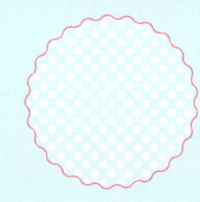
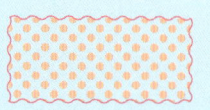

부정적인 생각

평소 긍정의 생각이 많으신가요, 아니면 부정의 생각이 많으신가요? 내 생각은 신경을 움직이고, 호르몬을 분비시켜 근육과 뼈에 영향을 주게 됩니다. 하여 긍정의 생각을 하실수록 행복한 호르몬을 분비시켜 얼굴이 작고 예뻐질 수 있게 만든답니다.

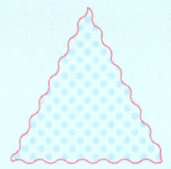
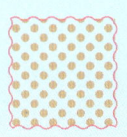

자세의 틀어짐

인체가 직립보행하면서 중력이라는 힘에 대항합니다. 이에 인체는 끊임없이 지구의 중력에 대항하여 몸이 반듯하기 위해 노력을 하는데 내몸은 익숙한 자세를 좋아 합니다. 어떤 일을 하는 지에 따라 어떤 자세를 하는 지에 따라 몸의 근육이 발달되면서 내몸이 불균형을 이루는데요. 그 중 스마트폰의 습관과 엎드려서 자는 습관 등 한쪽이 기울어지면 균형을 맞추기 위해 다른 한쪽이 기울어지게 되어 몸의 비대칭. 얼굴 비대칭 등 얼굴이 커질 수 있답니다.

식습관

달고 짠 음식 너무 맛있죠. 스트레스를 받거나 간편하게 먹기 위해 많은 분들이 달고 짠 음식을 즐겨 드시지만, 패스트푸드는 보이지 않게 많은 당분을 함유하고 있으며, 감칠맛을 위한 소금이나 화학조미료를 많이 포함하고 있답니다. 하여 많이 섭취할수록 칼슘의 섭취는 줄어들고, 좋지 않은 물질이 인체에 쌓이면서 얼굴의 부종이 생기게 만듭니다.

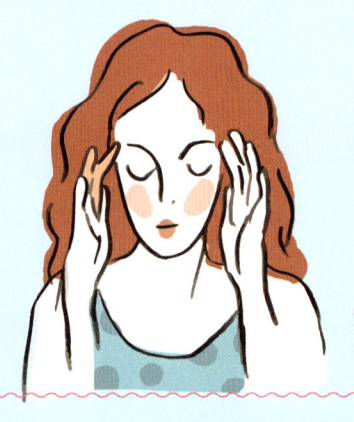

SOLUTION · 2

얼굴의 뼈 중에서 이마뼈(전두골)는 두개골에 있는 뼈 중 유일하게 혈액(조혈 기능)을 만들어내는 뼈입니다. 혈압이 낮거나 빈혈이 있으신 분들은 꾸준한 골근테라피로 이마뼈를 자극해주시면 조혈 기능이 좋아져 기능적으로 도움을 주기도 합니다. 또한 이마 모양과 헤어라인 선이 예뻐지면서 머리 편두통이 있으신 분들에게도 도움이 될 수 있으며, 집중력이 좋아지면서 맑은 머리를 유지할 수 있습니다.

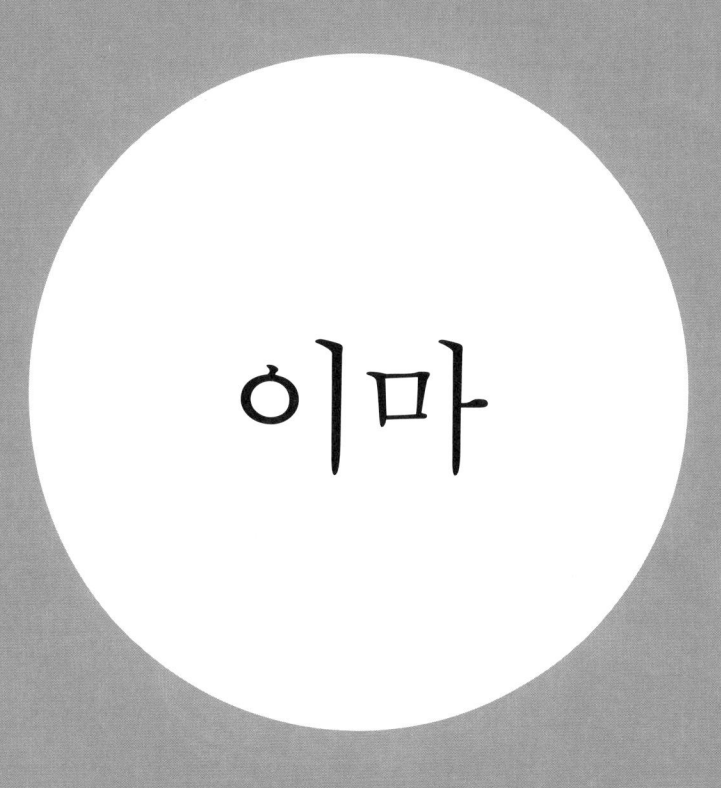

머리

이마

눈

코

광대

입

턱

목

비대칭

붓기

소요시간
1세트 3~5분

1

꺼진 이마 볼륨 넣기

관상학에서는 우리의 얼굴 중
재물과 출세를 상징하는 곳이
바로 이마라고 합니다.
당당한 나 자신을 내보이고 싶은
마음에 이마를 드러내려해도
이마가 꺼지고 밋밋하거나
굴곡이 있다면 오히려 역효과를
가져 올 수도 있습니다.
인위적인 필러의 볼륨이 아닌
꺼진 이마 볼륨 넣기
골근테라피로 이마에 볼륨감을
넣어주어 입체적이고,
자연스러운 이마가 되면서
상대방에게 당당하게
나를 드러내 주는 이마를
만들어줍니다.

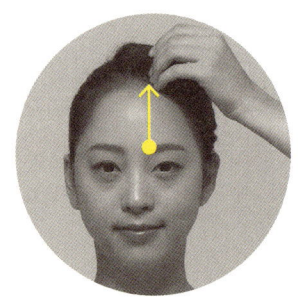

2 눈썹 앞머리부터 눈썹꼬리까지
3분할합니다. 눈썹 앞머리부터
헤어라인까지 일직선으로 끌어올립니다.
눈썹 중앙, 눈썹꼬리도 동일하게
실시합니다. 9회 반복한 뒤 반대쪽도
같은 방법으로 실시합니다.

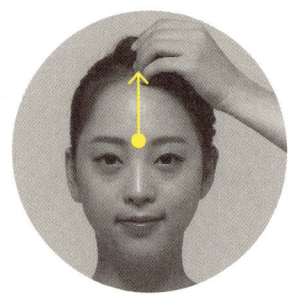

1 중지, 약지로 미간부터
헤어라인까지
일직선으로 끌어올립니다.
9회 반복합니다.

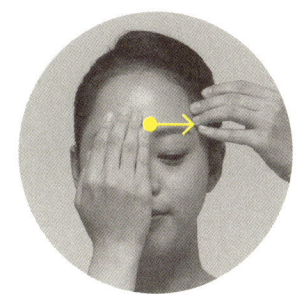

3 한 손으로 반대편 눈썹 앞머리를 지지하고 다른 손 중지, 약지로 눈썹 앞머리부터 헤어라인까지 일직선으로 쓸어줍니다. 9회 반복한 뒤 반대쪽도 같은 방법으로 실시합니다.

4 한 손으로 이마를 지지합니다. 미간부터 헤어라인까지 이마를 세로로 3분할해줍니다. 다른 손 중지, 약지로 눈썹 앞머리 1cm 위부터 헤어라인까지 일직선으로 쓸어줍니다. 이마 중앙, 이마 위 헤어라인도 동일하게 실시합니다. 9회 반복한 뒤 반대쪽도 같은 방법으로 실시합니다.

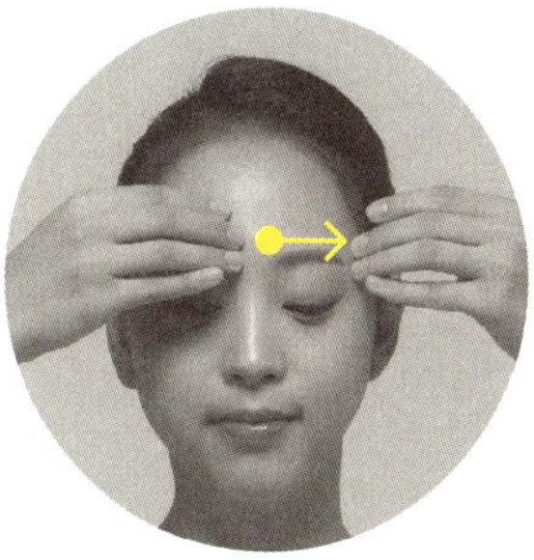

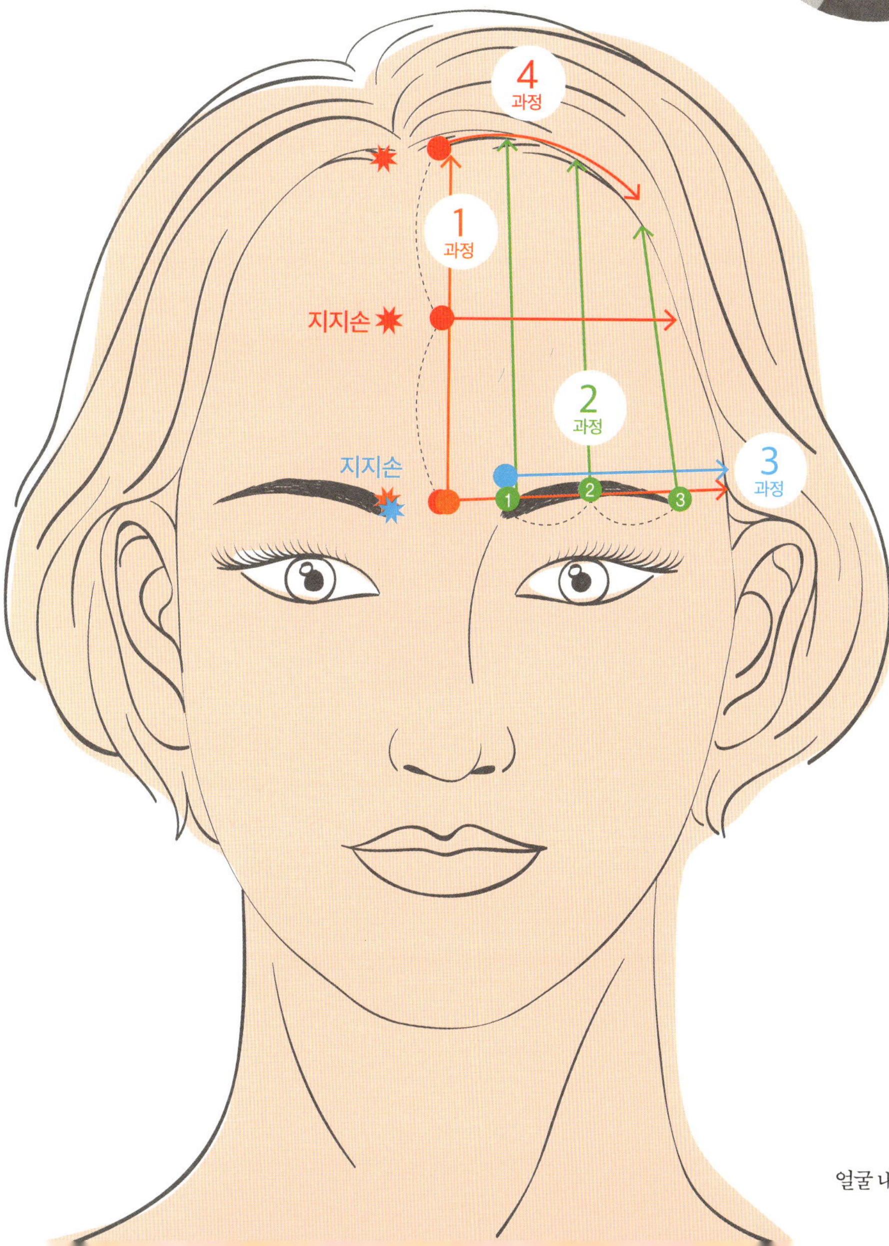

소요시간
1세트 3~5분

긴 이마 줄이기

가장 이상적인 동안의 황금비율은 상안부, 중안부, 하안부의 길이가 1:1:0.8의 비율로 일반적으로 상안부(이마)의 길이가 6cm일때 가장 아름다운 이마 길이라고 합니다. 나이가 들면서 어떤 생각을 하거나 어떤 음식을 먹거나 잠자는 습관에 의해 얼굴이 변화를 하며 그 중 생활습관에 의해 가장 많이 길어지는 부위가 바로 이마 길이랍니다. 넓은 이마 줄여주는 골근테라피로 넓고 긴 이마를 작고 입체감있게 바꾸어 동안얼굴로 만들어줍니다.

3 눈머리에 중지, 약지를 갖다 대고 손끝을 눈썹 앞머리까지 그대로 끌어올린 다음 눈썹을 따라 관자놀이까지 옆으로 쓸어주다가 헤어라인으로 끌어올립니다. 9회 반복한 뒤 반대쪽도 같은 방법으로 실시합니다.

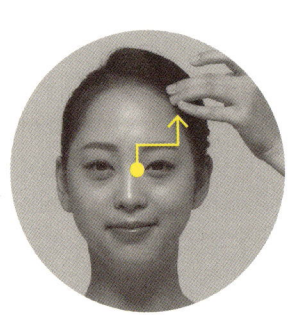

2 눈머리에 중지, 약지를 갖다 대고 손끝을 눈썹 앞머리까지 그대로 끌어올린 다음 눈썹 끝까지 쓸어주다가 헤어라인으로 끌어올립니다. 9회 반복한 뒤 반대쪽도 같은 방법으로 실시합니다.

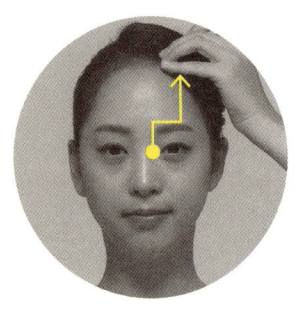

1 눈머리에 중지, 약지를 갖다 대고 손끝을 눈썹 앞머리까지 그대로 끌어올린 다음 눈썹산까지 옆으로 쓸어주다가 헤어라인으로 끌어올립니다. 9회 반복한 뒤 반대쪽도 같은 방법으로 실시합니다.

4 눈썹 앞머리 아래에 중지, 약지를 갖다 대고 헤어라인을 지나 2cm 뒤까지 일직선 방향으로 둥글리며 끌어올립니다. 9회 반복한 뒤 반대쪽도 같은 방법으로 실시합니다.

5 눈썹산 아래에 중지, 약지를 갖다 대고 헤어라인을 지나 2cm 뒤까지 일직선 방향으로 둥글리며 끌어올립니다. 9회 반복한 뒤 반대쪽도 같은 방법으로 실시합니다.

6 눈썹 끝 아래에 중지, 약지를 갖다 대고 헤어라인을 지나 2cm 뒤까지 일직선 방향으로 둥글리며 끌어올립니다. 9회 반복한 뒤 반대쪽도 같은 방법으로 실시합니다.

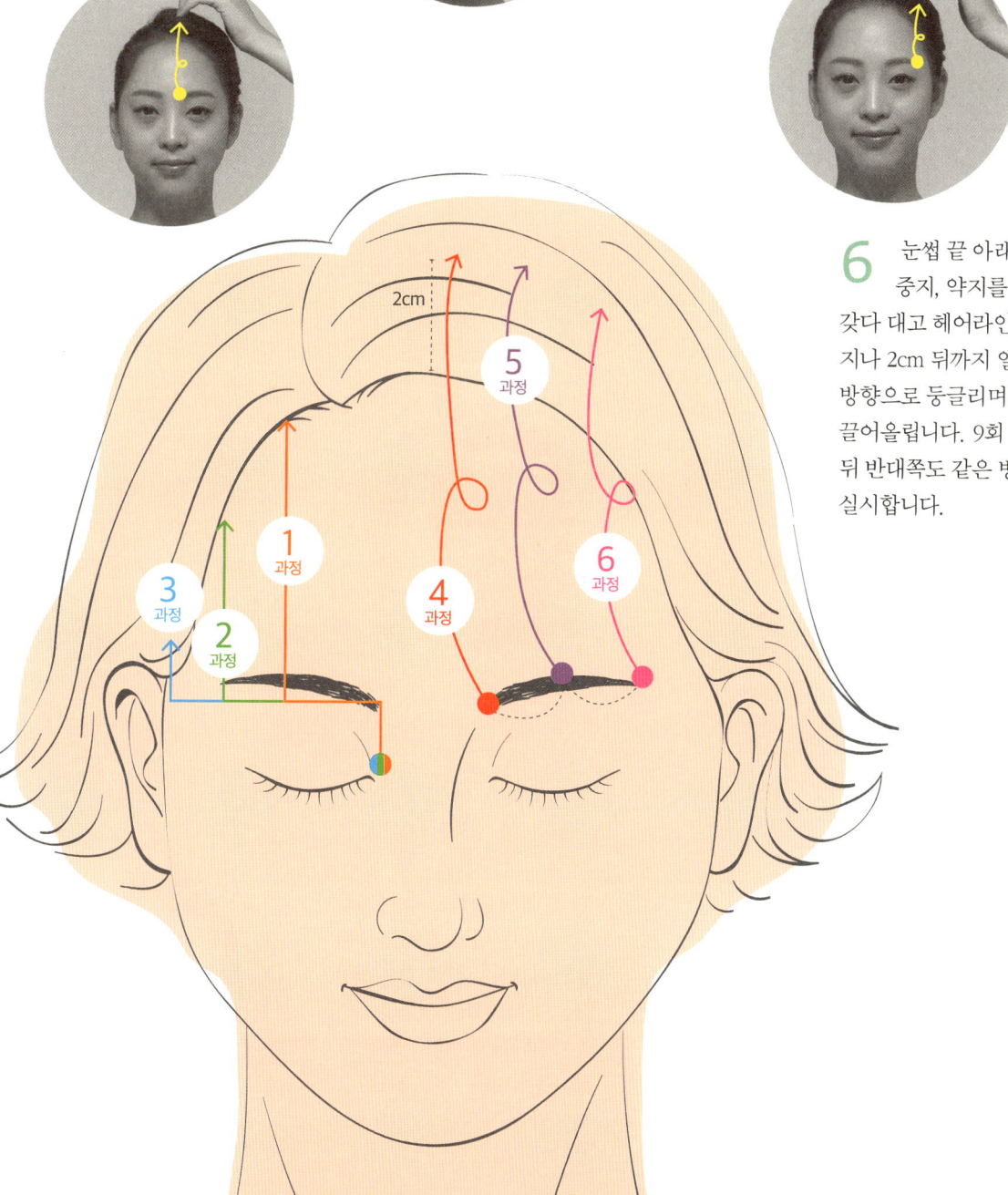

소요시간
1세트 3~5분

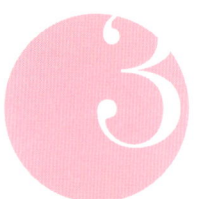

좁은 이마 시원하게 만들기

3 눈썹 끝 아래에 중지, 약지를 갖다 댑니다. 헤어라인을 지나 뒤통수까지 손끝을 둥글리며 끌어올립니다. 9회 반복합니다.

이마는 얼굴에서 눈, 코와 함께 전체적인 인상을 좌우하게 됩니다. 이마가 좁으면 얼굴의 전체적인 조화가 맞지 않으며 답답하고 고집센 이미지를 주게 되어 헤어라인 제모를 통해서라도 이미지를 바꾸려 많이 노력하신답니다. 자주 시술을 하게 되었을 때 피부가 붉어지거나 예민하신 분들은 약간의 손상으로 피부 질환이 걸리기도 하는데요. 피부 손상이나 자극 없이도 좁은 이마가 시원하게 넓어져 부드러운 이미지로 바뀌게 하는 골근테라피입니다.

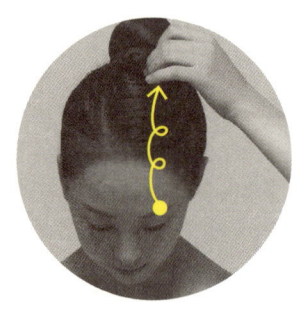

2 눈썹산 아래에 중지, 약지를 갖다 대고 헤어라인을 지나 뒤통수까지 손끝을 둥글리며 끌어올립니다. 9회 반복합니다.

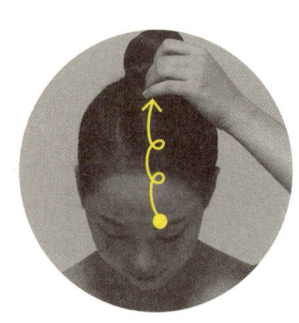

1 눈썹 앞머리 아래에 중지, 약지를 갖다 대고 헤어라인을 지나 뒤통수까지 손끝을 둥글리며 끌어올립니다. 9회 반복합니다.

4 눈썹 끝과 눈꼬리 사이를 3분할합니다. 눈썹 끝 부분에 검지, 중지, 약지를 갖다 대고 귓불 뒤까지 손끝을 둥글리며 끌어내립니다. 양쪽 동시에 9회 반복하거나 각각 9회씩 실시합니다.

5 눈썹 끝과 눈꼬리 가운데 지점에 검지, 중지, 약지를 갖다 대고 귓불 뒤까지 손끝을 둥글리며 끌어내립니다. 양쪽 동시에 9회 반복하거나 각각 9회씩 실시합니다.

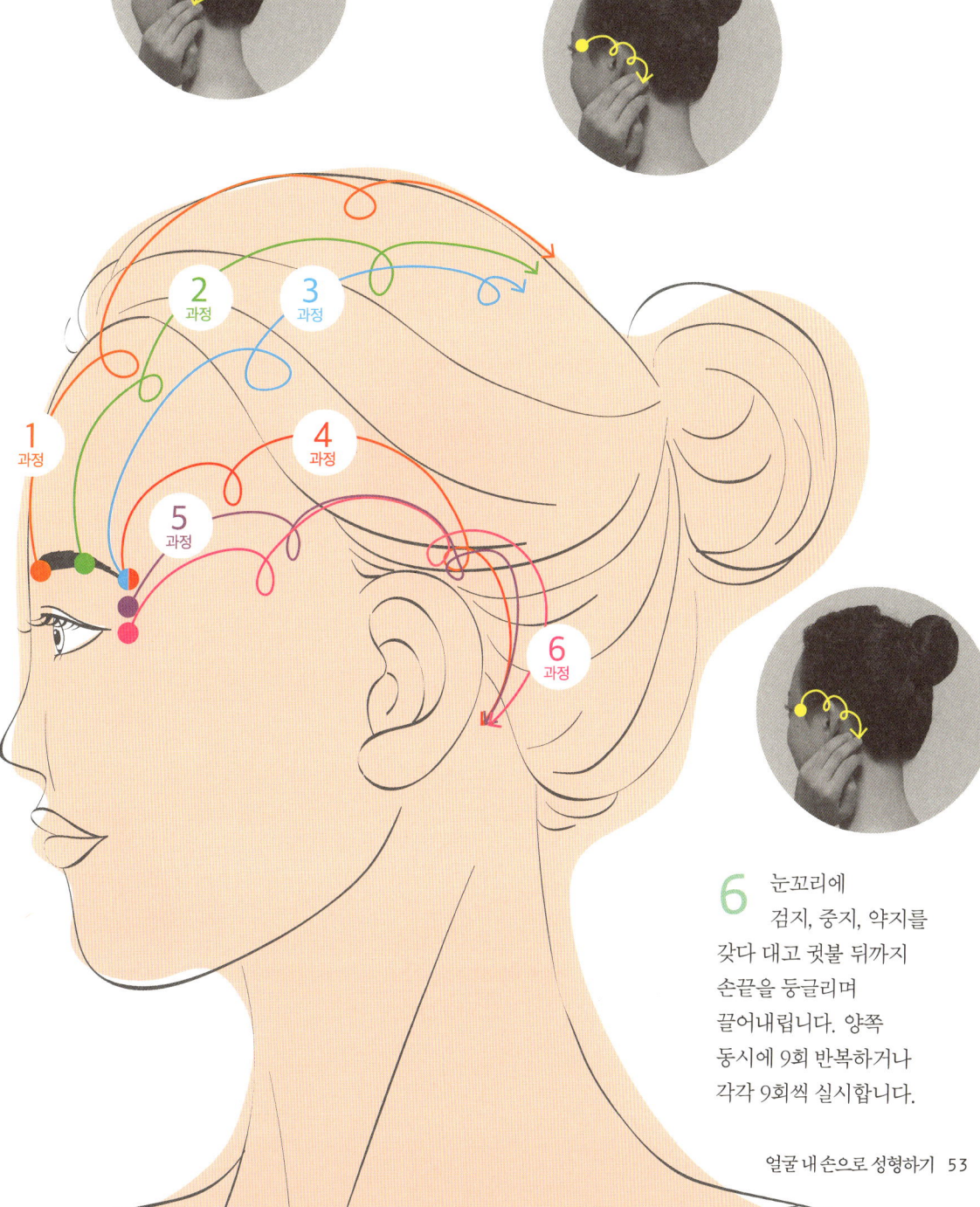

6 눈꼬리에 검지, 중지, 약지를 갖다 대고 귓불 뒤까지 손끝을 둥글리며 끌어내립니다. 양쪽 동시에 9회 반복하거나 각각 9회씩 실시합니다.

소요시간
1세트 3~5분

4

M자 이마 고치기

헤어라인에 의해 결정되는 이마의 크기와 모양이 전체적인 외모의 이미지를 결정지어 주는데요. M자형 이마는 강하고 세보이는 남성적인 이미지를 줄 수 있죠. M자 이마 되기 전에 머리 감는 습관 하나만으로도 M자형 이마를 예방 할 수 있습니다. 매일 머리를 감으실 때 하루 5분만 투자하시면 모발이식이나 헤어라인 문신같은 시술을 최소화 할 수 있습니다. M자형 헤어라인이 동그랗게 예뻐질 수 있는 특별한 비법을 소개합니다.

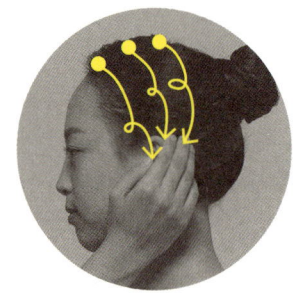

2 중지·약지·소지를 이용하여 관상봉합선을 정수리에서 일직선으로 귀 위까지 손끝을 둥글리며 아래로 내려줍니다. 1cm 양옆으로 함께 일직선으로 아래로 내려줍니다.

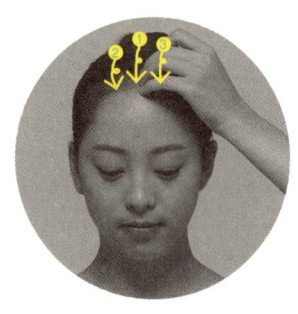

1 중지·약지·소지를 정수리 끝에서 일직선으로 헤어라인까지 손끝을 둥글리며 아래로 내려줍니다. 1cm 양옆으로 함께 일직선으로 아래로 내려줍니다.

3 중지·약지·소지를 이용하여 뒷머리 중앙 머리카락 끝에서 3cm 위로 올라간 지점에서 귀 중앙까지 손끝을 둥글리며 왔다가 갔다가 반복해줍니다. 1cm 아래에서 3등분하여 일직선으로 귀볼까지 손끝을 둥글리며 왔다가 갔다가 반복합니다.

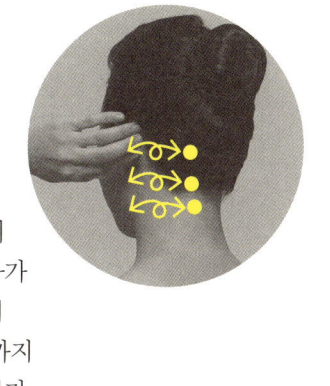

4 엄지를 이용하여 목뼈 0.2cm 옆 뒷머리 머리카락 끝에서 1cm 아래로 내려간 지점에서 1cm 일직선으로 위까지 올려줍니다. 1cm씩 옆으로 3등분하여 일직선 위로 올려줍니다.

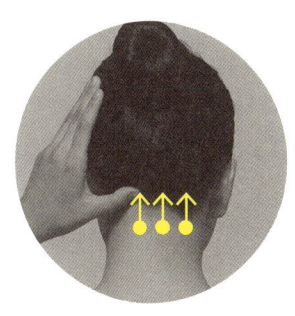

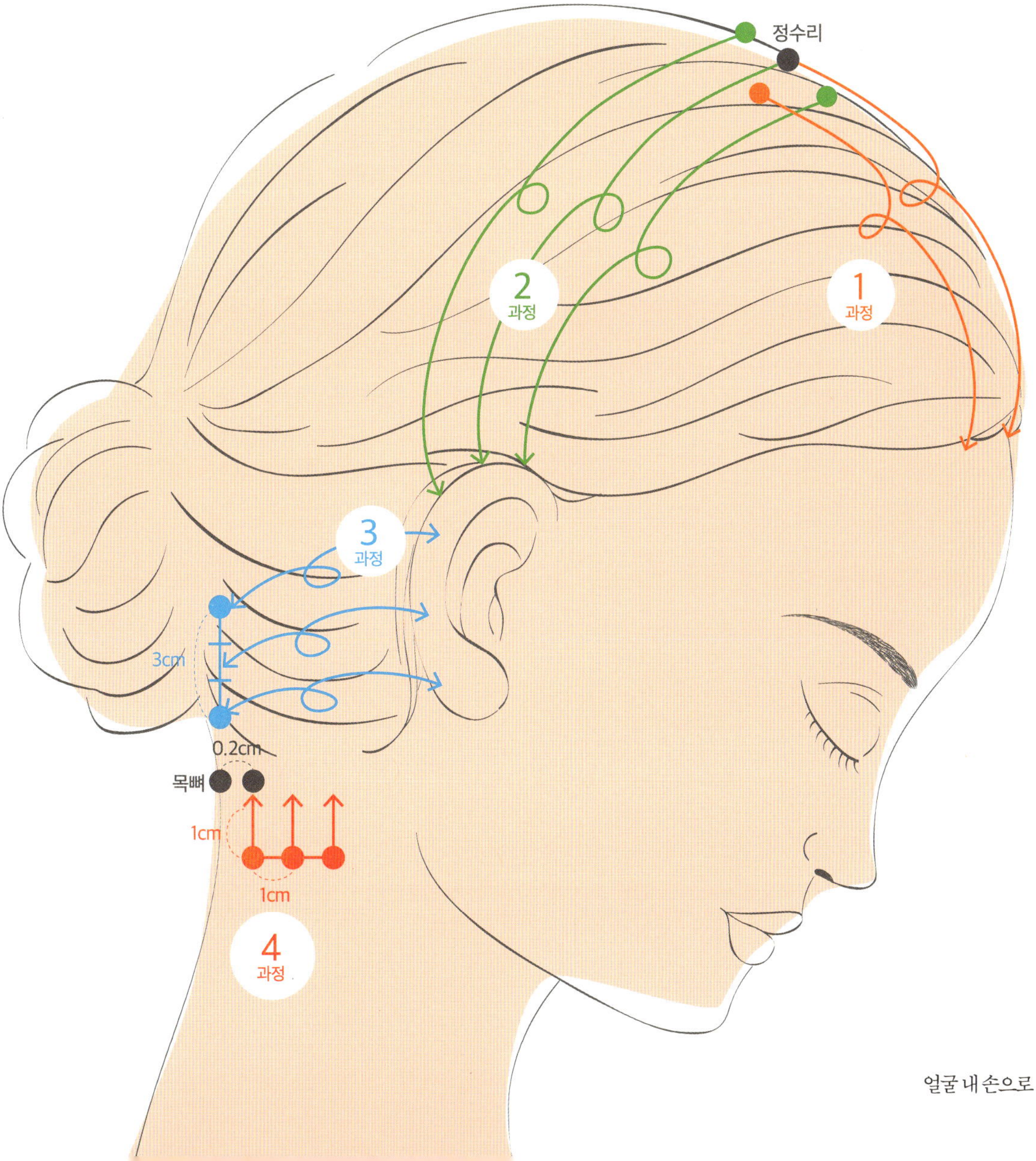

얼굴 내 손으로 성형하기

얼굴의 반사구

건강한 얼굴은 건강한 아름다움을 만들어줍니다. 사람의 얼굴은 그 사람의 인상을 결정짓는 중요한 요소이기도 하지만 실제 건강상태를 판단할 수 있는 수단이 되기도 하지요. 사람의 얼굴이 인체 오장육부의 상태를 보이지 않는 신호에 의해 반영됩니다. 자신의 얼굴 상태는 본인이 가장 잘 알기 때문에 조그마한 변화라도 일찍 발견한다면 그 만큼 건강을 오랫동안 유지 할수 있습니다. 바로 거울을 들여다볼까요?

SPECIAL PAGE

1 **방광** 우리 몸의 진액, 물을 주관하며, 소변의 저장과 배출을 담당하는 방광. 방광의 기능이 나빠지면 뽀루지로 표현하지만, 항상 얼굴과 몸이 전체적으로 붓는다.

2 **대장** 섭취한 음식물을 필요로 하는 영양소로 바꾸고 이를 흡수하는 역할을 하는 대장. 변비가 생기면 이마부분에 뽀루지로 표현하며, 폐와 연관관계가 있어 피부색이 노랗게 바뀐다.

3 **소장** 복강가운데 위치하여 물질을 바꾸어 청탁을 구분하는 역할을 하는 소장. 긴장을 하거나 과한 스트레스를 받으면 유난히 오줌색이 진하고 냄새가 날 수 있다.바뀐다.

4 **비장, 췌장(이자)** 비장은 소화흡수를 주관하며, 전신의 림프기관의 약 25%를 차지하는 중요한 림프기관이다. 관자놀이나 헤어라인주변에 뽀루지가에 발생된다면 복부에 가스가 가득 차있고, 계속 음식물이 몸 안에 쌓여서 배출을 못시키는 상태일 가능성이 크다.

5 **간** 스트레스를 가장 많이 받으며, 순환하는 혈액을 저장하는 역할을 하는 장부. 눈과 밀접한 관계가 있어, 눈이 시리고 쉽게 피로하면 혈액이 부족하다는 신호. 또한 방어해독기능을 하기에 과한 음주시 해독작용이 안될 때 뽀루지가 발생.

6 **비장, 췌장(이자)** 비장은 소화흡수를 주관하며, 전신의 림프기관의 약 25%를 차지하는 중요한 림프기관이다. 관자놀이나 헤어라인주변에 뽀루지가에 발생된다면 복부에 가스가 가득 차있고, 계속 음식물이 몸 안에 쌓여서 배출을 못시키는 상태일 가능성이 크다.

7 **위** 음식물을 받아들이고, 일부 소화작용을 거쳐 소장으로 내려보내는 역할을 하는 위장. 위장의 기능이 떨어지면 콧날부위에 뽀루지가 발생할 수 있다.
이때는 호박이나 가지등 노란색음식을 섭취해주면 위장이 편안해 진다.

8 **심장** 군주(왕)의 관으로 혈액을 내보내주는 장부. 내 감정에 의해 극도한 스트레스를 받을 때 코의 뽀루지로 표현한다. 얼굴의 피부 톤을 주관하여 심장의 스트레스를 받으면 피부가 붉은끼가 돈다. 성질이 차가운 음식을 많이 먹으면 심장에 무리를 줄수 있으니 평소에 따뜻한 음식을 섭취 하자.

9 **신장(콩팥)** 우리 몸의 물을 저장하는 공간으로 등 뒤쪽에 쌍으로 위치하여 노폐물을 배설하고 체내 항상성을 유지하는 기능을 하는 중요한 장부. 뼈의 성장과 생장발육과 연관되어 있으며, 귀와 연결이 되어, 눈 밑과 귀에 기미가 생기거나 뽀루지가 발생한다면 신장(콩팥)이 기능에 변화가 있을 수 있다.

10 **기관지** 콧방울 자리에 위치하며, 장부가 차가운 분들은 이 부위에 점이나 뽀루지가 발생. 코막힘이 있거나 평소 비염이 있으면 코 옆 영향혈 자리를 눌러주는 것이 도움이 된다.

11 **폐** 우리 몸의 기를 주관하며, 대장과 관련이 깊어 변비가 심하거나 호흡기의 기능이 나빠지면 폐에 영향을 주어 뽀루지가 발생.

12 **위** 입술은 위장과 관련이 있다. 입술이 유난히 두껍게 느껴지는 날이 있다면 전날에 과식 하거나 야식 하였을 경우 입술의 두께도 변화를 한다. 입술이 잘마르고 건조하다면 위장에 수분을 채워 달라는 신호일 수도 있으며 주름이 많이 생기면 위장기능에 변화가 있을 가능성이 크다.

13 **대장** 입술 중 아랫입술은 대장과 반사구가 연결되어 있으며 대장의 기능에 변화가 오면 아랫 입술또한 변화가 오는데 각질이 일어나거나 건조하여주름이 발생하거나 색이 변화를 할수 있다. 이는 대장 기능에 변화가 있을 가능 성이 있다 .

14 **생식기** 턱주변과 입주변에 나는 뽀루지는 방광기능과 자궁, 생식기가 보내는 신호이다. 호르몬의 영향이 크며, 주변에 뽀루지가 많이 난다면 생식기주변의 장부가 냉하거나 기능이 변화가 있을 가능성이 크다.

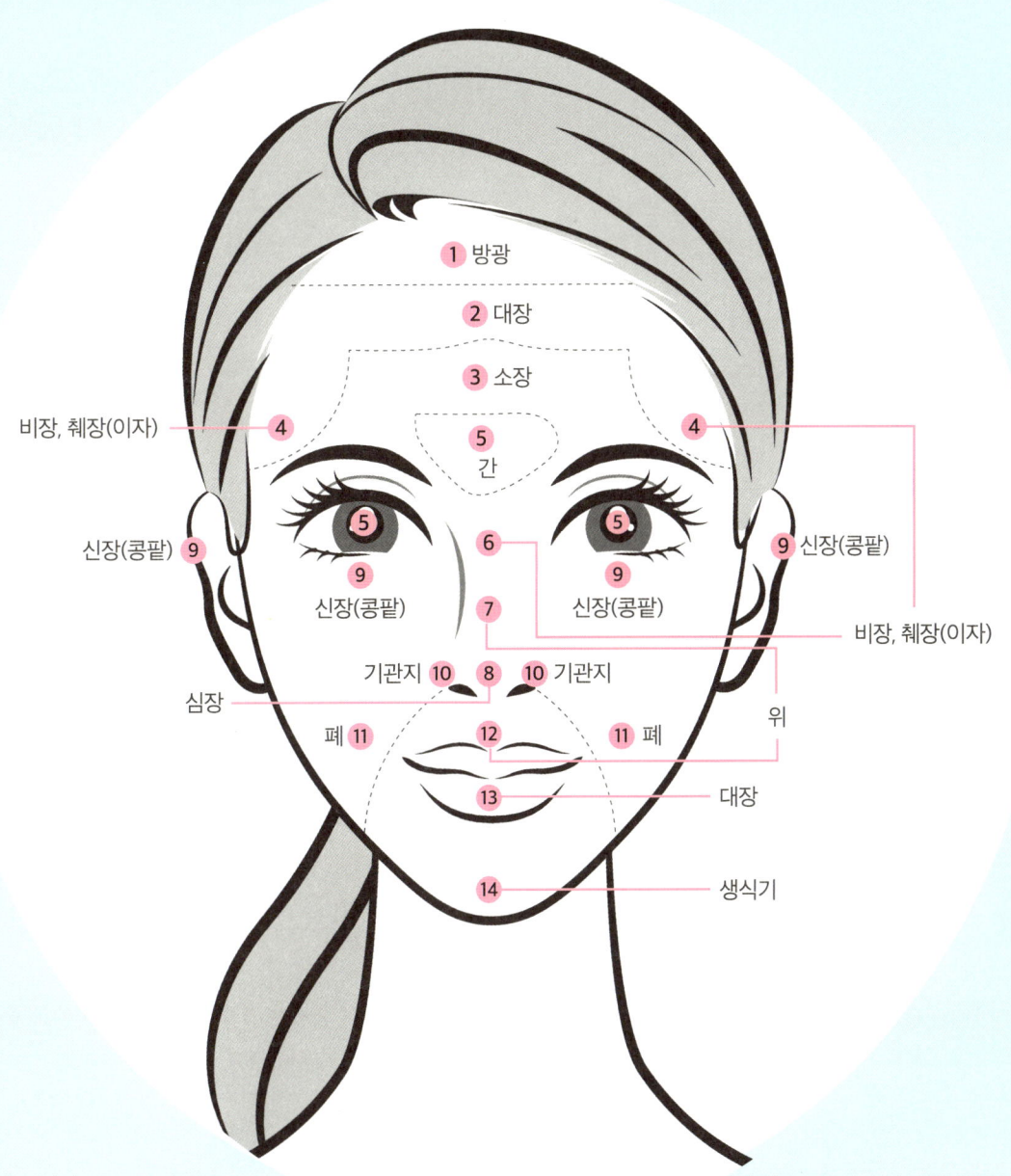

뽀루지가 난 자리는 내 장부의 적신호!

가끔 얼굴에 뽀루지가 발생되죠. 하지만 신기하게도 뽀루지가 생겼던 자리 근처에만 꾸준히 뽀루지가 난다면 그 반사구와 연관되어 있는 장부의 면역력과 연관이 있다는 신호입니다. 체내 장부 기관의 상태가 불균형이 오면 기미나 뽀루지로 내 얼굴에 신호들을 보내는데 이 신호들이 무엇을 알리는 것인지 알아보겠습니다.

SOLUTION · 3

현대인의 얼굴은 추구하는 가치에 따라 변화를 합니다. 누구나 '시술 정도야'라고 이야기하는데 그중 유일하게 시술이나 수술이 어려운 부분이 바로 눈 밑 다크서클이나 꺼진 눈 밑입니다. 눈은 상대방에게 나를 표현해주는 부위입니다. 내가 눈까지 웃는 얼굴일 때 상대방 얼굴 또한 미소로 답을 해줍니다. 입만 웃는 가짜 웃음이 아닌 눈까지 웃는 진짜 웃음을 짓는다면 복이 그냥 들어올 겁니다. 매일 꾸준한 골근테라피로 표정을 지어주는 얼굴의 눈 근육들을 움직여 부드러운 눈빛과 눈매를 만들어주세요.

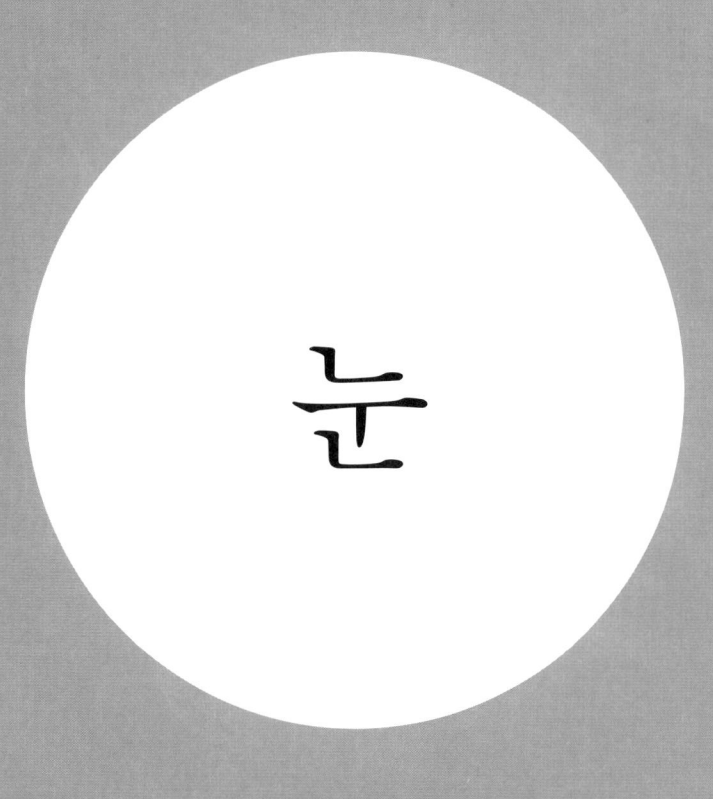

머리
이마
눈
코
광대
입
턱
목

비대칭

붓기

소요시간
1세트 3~5분

다크서클 없애기

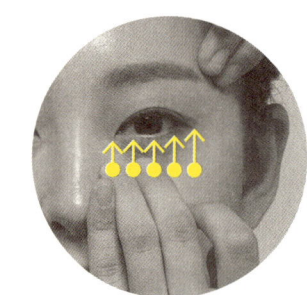

3 한 손으로 눈썹 끝 부분을 지지하고 검지로 눈머리 아래 광대뼈 시작점부터 눈밑까지 위로 올립니다. 눈머리부터 눈꼬리까지 5분할하여 끌어올립니다. 9회 반복한 뒤 반대쪽도 같은 방법으로 실시합니다

2 한 손으로 눈썹 끝 부분을 지지한 다음 중지, 약지를 눈꼬리 앞 1cm 눈밑 지점에 갖다 대고 관자놀이까지 손끝을 둥글리며 끌어올립니다. 9회 반복한 뒤 반대쪽도 같은 방법으로 실시합니다.

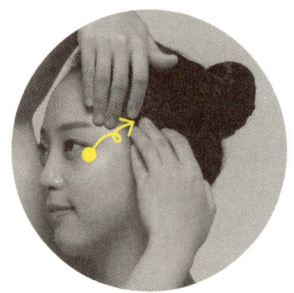

눈은 우리 뇌에 있는 혈액의 1/5을 차지한다고 해요. 늦게 자거나 스마트폰을 눈에서 떼어내지 않는 이상 항상 '피곤하냐, 잠 많이 못잤냐'는 질문을 받습니다. 아침에 일어나면 거뭇거뭇하게 눈 밑에 다크서클이 자리 잡고 계신분들. 메이크업과 컨실러로 아무리 가려봐도 유지력이 오래가지 않아 전체적으로 나이들어 보이고 칙칙한 어두운 인상의 이미지를 없애 주는 팁을 드립니다. 눈 주변에는 6개의 뼈가 서로 이어져 있어 눈을 보호하고 있어요. 그만큼 중요한 눈 이기에 보호하는 뼈들도 많은데 상악뼈와 관골뼈가 이어져 있어 눈 아래뼈에 자리 잡고 있는데 스트레스를 많이 받거나 늦게 잠을 잘 경우 더 심해집니다. 눈 뼈에 혈액이 들어가 눈 밑을 환하게 관리하여 생기있고 어려보이는 눈매를 만들어줍니다.

1 한 손으로 눈썹 끝 부분을 지지한 다음 중지, 약지를 눈꼬리에 갖다 대고 관자놀이를 거쳐 헤어라인까지 손 끝을 둥글리며 끌어올립니다. 9회 반복한 뒤 반대쪽도 같은 방법으로 실시합니다.

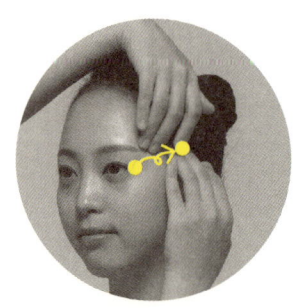

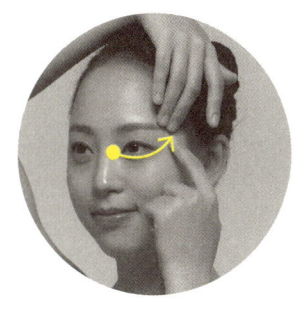

4 한 손으로 눈썹 끝 부분을 지지하고 검지를 눈머리에 갖다 대고 관자놀이까지 역포물선 형태를 그리며 끌어올립니다. 9회 반복한 뒤 반대쪽도 같은 방법으로 실시합니다.

5 한 손을 머리 위로 올려 눈썹 끝 부위를 지지하고 중지, 약지를 눈머리에 갖다 대고 눈썹라인을 따라 관자놀이까지 포물선 형태를 그리며 끌어올립니다. 9회 반복한 뒤 반대쪽도 같은 방법으로 실시합니다.

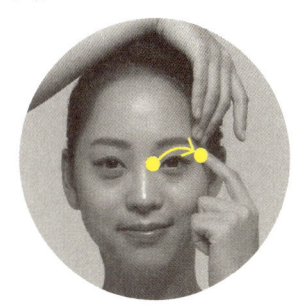

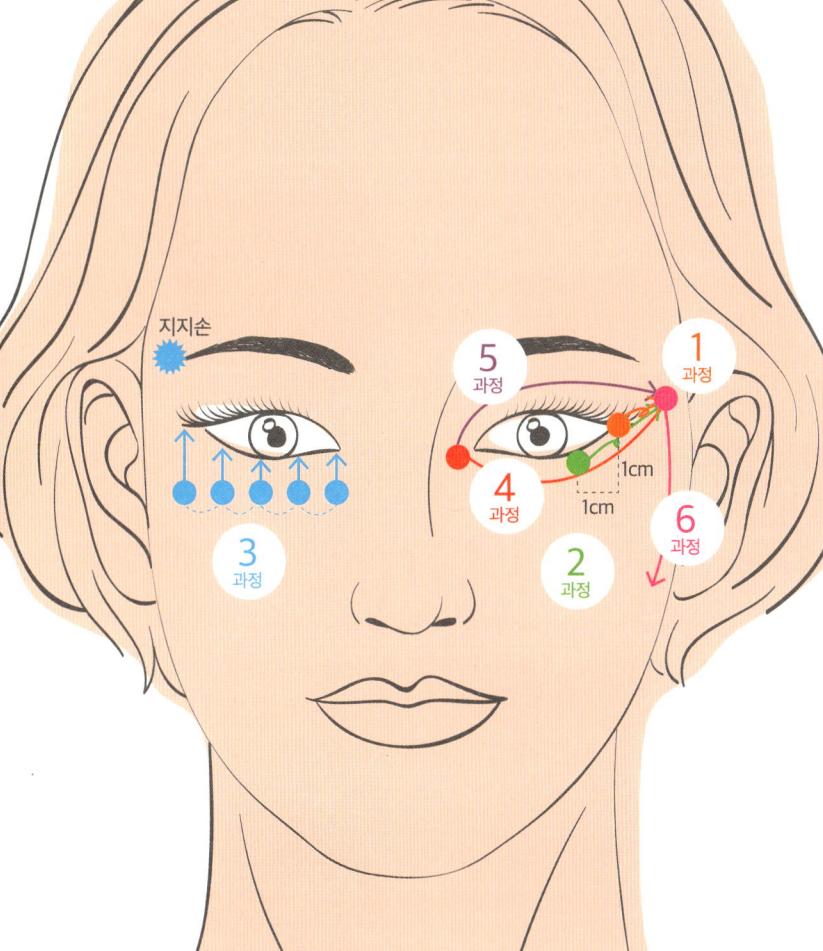

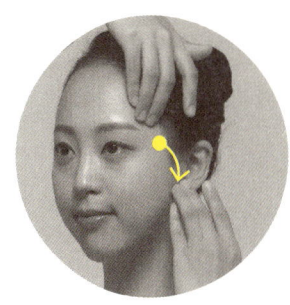

6 한 손을 머리 위로 올려 눈썹 끝 부위를 지지하고 반대편 중지, 약지를 관자놀이에 갖다 대고 귓불 앞까지 끌어내립니다. 9회 반복한 뒤 반대쪽도 같은 방법으로 실시합니다.

얼굴 내 손으로 성형하기 61

소요시간
1세트 3~5분

눈가 주름 없애기

내 이미지를 보여 주는데 중요한 역할을 하는 곳이 바로 얼굴이며, 사람의 얼굴 가운데 가장 시선을 많이 끄는 곳이 바로 눈입니다. 미소가 있는 눈은 상대방에게 좋은 이미지를 주지만 세월이 만들어준 눈가의 주름과 표정으로 만들어진 주름은 피해 갈 수가 없습니다. 눈가 주름 없애기 골근테라피로 매일 크림 바르는 시간중 1~3분만 투자해 보세요. 편안하고 세련된 이미지는 내가 상대방에게 돈 안내고 주는 선물입니다.
세안 후 로션이나 크림 바르실 때 간단한 골근테라피 동작만으로도 눈가 주름을 예방할 수 있습니다.

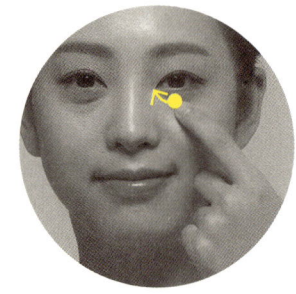

3 한 손을 머리 위로 올려 눈썹 끝 부위를 지지합니다. 반대편 중지를 눈밑 중앙에 갖다 댄 뒤 눈머리까지 끌어올립니다. 9회 반복한 뒤 반대쪽도 같은 방법으로 실시합니다.

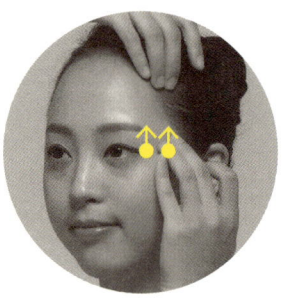

2 이번에는 올려주는 동작입니다. 1번과 같이 한 손으로 머리를 지지하고 눈썹 끝부터 관자놀이까지 2분할한 뒤 먼저 반대편 중지, 약지를 눈꼬리에 갖다 대고 눈썹 끝까지 위로 1cm 올립니다. 관자놀이 밑 부위도 1cm씩 올립니다. 9회 반복한 뒤 반대쪽도 같은 방법으로 실시합니다.

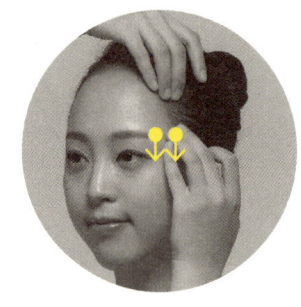

1 한 손을 머리 위로 올려 눈썹 위 헤어라인 부위를 지지합니다. 눈썹 끝부터 관자놀이까지 2분할한 뒤 먼저 반대편 중지, 약지를 눈썹 끝에 갖다 대고 눈꼬리까지 아래로 1cm 내립니다. 관자놀이 부위도 1cm씩 내립니다. 9회 반복한 뒤 반대쪽도 같은 방법으로 실시합니다.

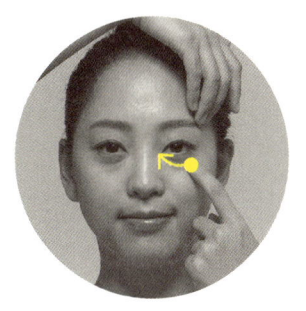

4 한 손을 머리 위로 올려 눈썹 끝 부위를 지지합니다. 반대편 중지, 약지를 눈꼬리 1cm 앞에 갖다 댄 뒤 눈머리까지 끌어올립니다. 9회 반복한 뒤 반대쪽도 같은 방법으로 실시합니다.

5 한 손을 머리 위로 올려 눈썹 끝 부위를 지지하고 반대편 중지, 약지를 눈꼬리에 갖다 댄 뒤 눈머리까지 끌어올립니다. 9회 반복한 뒤 반대쪽도 같은 방법으로 실시합니다.

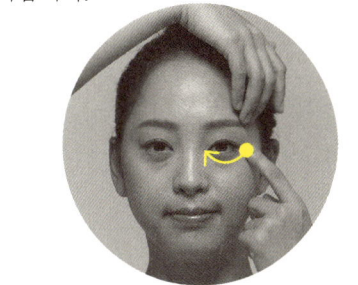

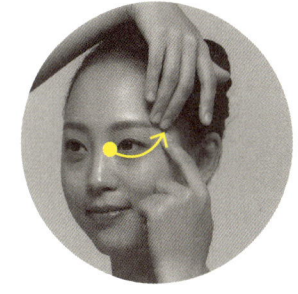

6 한 손을 머리 위로 올려 눈썹 끝 부위를 지지하고 반대편 중지, 약지를 눈머리에 갖다 댄 뒤 눈꼬리를 지나 관자놀이까지 역포물선 형태를 그리며 끌어올립니다. 9회 반복한 뒤 반대쪽도 같은 방법으로 실시합니다.

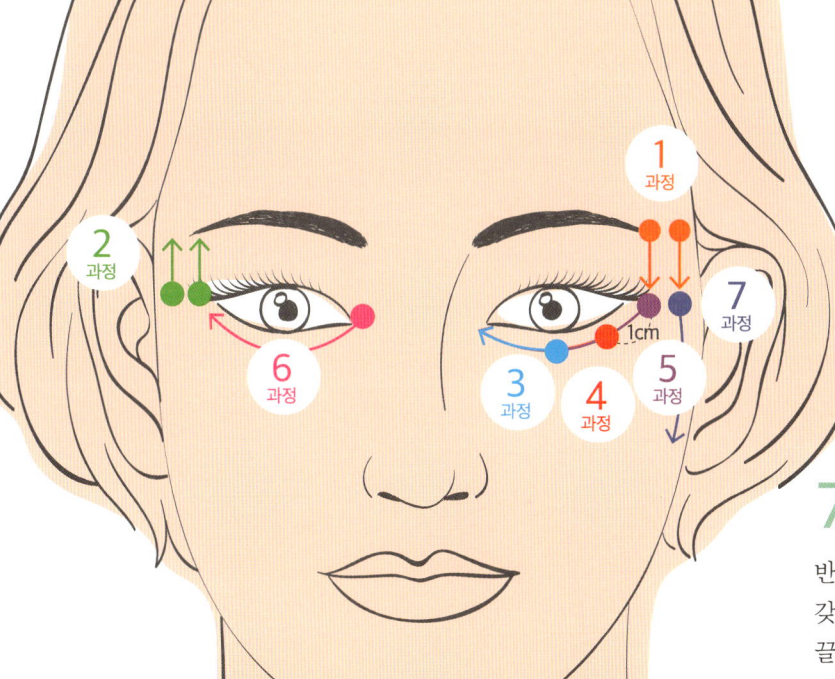

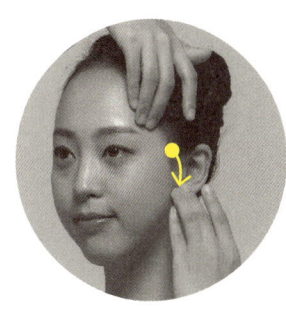

7 한 손을 머리 위로 올려 눈썹 끝 부위를 지지하고 반대편 중지, 약지를 관자놀이에 갖다 댄 뒤 귓불 앞까지 끌어내립니다. 9회 반복한 뒤 반대쪽도 같은 방법으로 실시합니다.

소요시간
1세트 3~5분

피로한 눈 맑게 만들기

사람은 '눈으로 말을 한다'고 할 정도로 눈은 나의 마음을 진실 되게 표현해주는 곳입니다. 그만큼 우리몸에서 많은 일을 하는 부위가 눈이며 많은 일을 하는 만큼 많은 혈액을 요구합니다. 눈은 하는 일이 많은 만큼 언제나 피로를 호소 합니다. 매력적인 눈매는 대인관계나 사회생활을 할 때도 몹시 중요한 부분 중에 하나인데요. 피로한 눈 맑게 만들기 골근테라피로 맑고 밝은 눈이 되어 보세요. 하루를 마치고 잠들기 전 고생한 나의 눈을 위해 꾸준히 실천해 주는 센스!

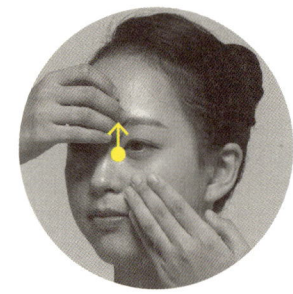

3 한 손으로 콧망울 옆을 지지하고 다른 손 중지, 약지로 눈머리부터 눈썹 앞머리까지 끌어올려줍니다. 9회 반복한 뒤 반대쪽도 같은 방법으로 실시합니다.

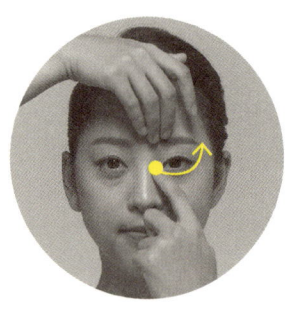

2 한 손으로 눈썹 앞머리를 지지한 뒤 다른 손 검지로 눈머리부터 눈썹 끝까지 끌어올려줍니다. 9회 반복한 뒤 반대쪽도 같은 방법으로 실시합니다.

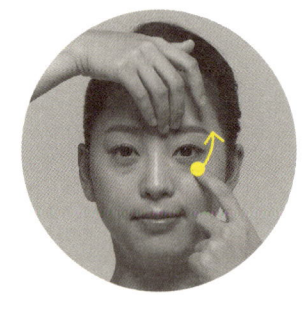

1 한 손으로 눈썹 앞머리를 지지한 뒤 다른 손 검지로 눈꼬리 앞 1cm 눈밑 지점부터 눈썹 끝까지 끌어올려줍니다. 9회 반복한 뒤 반대쪽도 같은 방법으로 실시합니다.

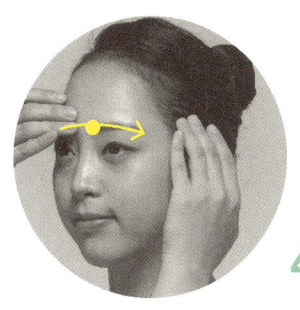

4 한 손으로 반대편 눈썹 앞머리를 지지하고 다른 손 중지, 약지로 눈썹 앞머리부터 헤어라인까지 일직선으로 쓸어줍니다. 9회 반복한 뒤 반대쪽도 같은 방법으로 실시합니다.

5 한 손으로 반대편 눈썹 앞머리를 지지하고 다른 손 중지, 약지로 관자놀이부터 귓불 앞까지 아래로 쓸어내립니다. 9회 반복한 뒤 반대쪽도 같은 방법으로 실시합니다.

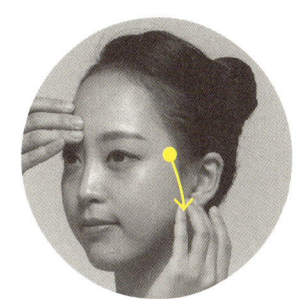

얼굴 내 손으로 성형하기 65

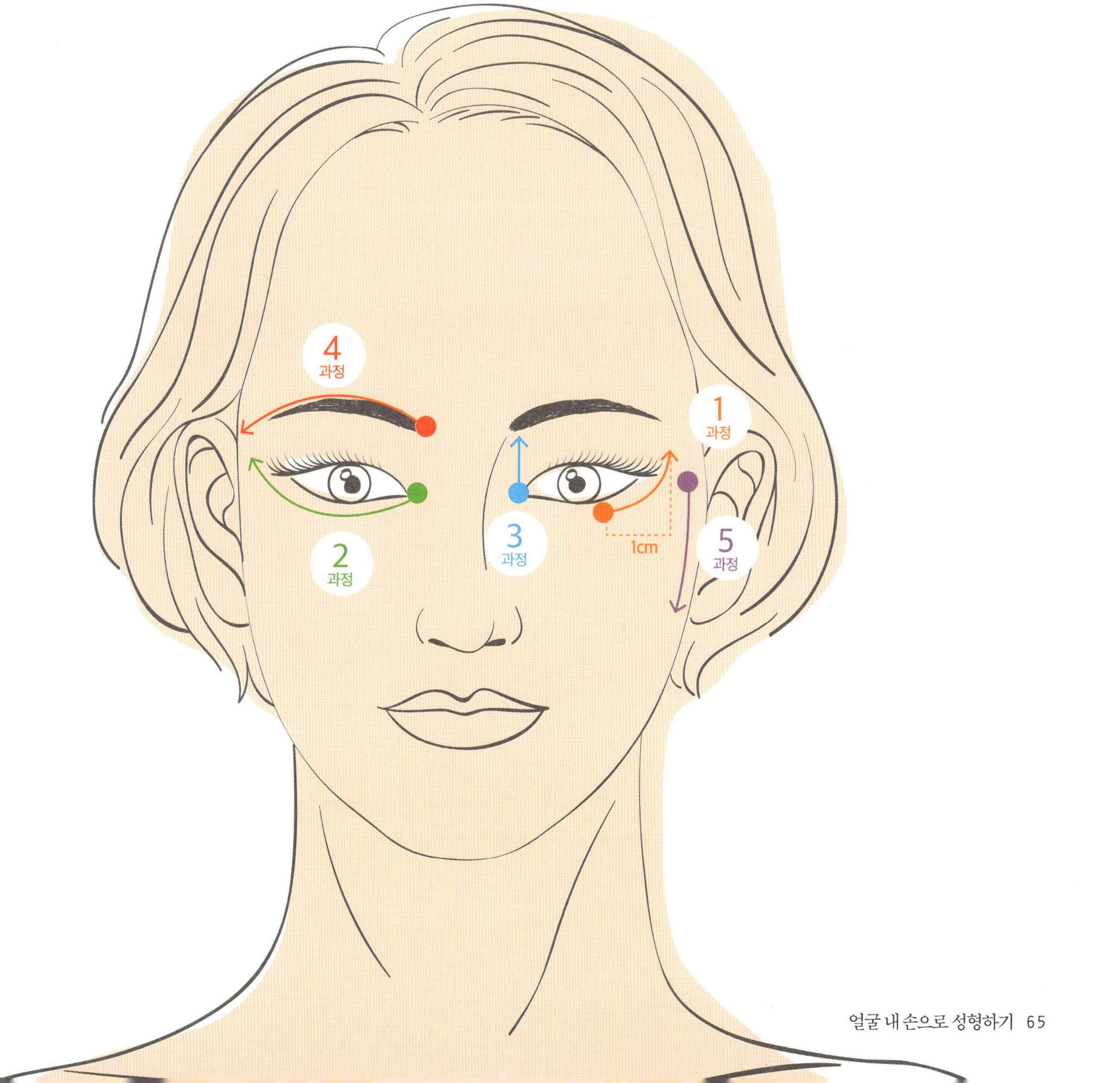

소요시간
1세트 3~5분

4

눈 밑 꺼짐 되살리기

동안이 대세가 되면서 어려 보이는 외모를 위해 많은 노력을 하십니다. 노화가 빨리 진행되는 눈이기에 눈 밑 꺼짐이 있거나 눈가가 울퉁불퉁하여 현재 나이보다 훨씬 더 들어 보이시는 분들을 위한 눈 밑 꺼짐 되살리기 골근테라피입니다. 눈 밑을 잘못 만지면 오히려 더 눈 밑이 꺼질 수도 있는데요. 눈 밑 꺼짐의 원인이 되는 부분을 관리하여 동안 눈매 유지해 보세요.

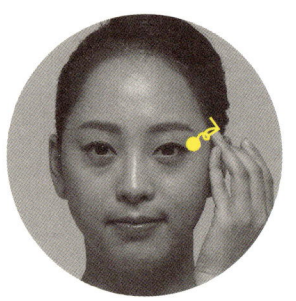

2 약지를 이용하여 1번 동작 끝점에서 시작해서 손끝을 둥글리며 헤어라인까지 일직선으로 부드럽게 둥글려 줍니다.
9회 반복해줍니다.

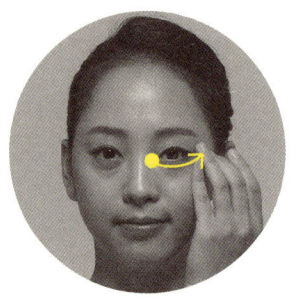

1 약지를 이용하여 눈 앞머리에서 시작해서 눈 끝에서 0.5cm 위까지 부드럽게 쓸어 올려줍니다.
9회 반복해줍니다.

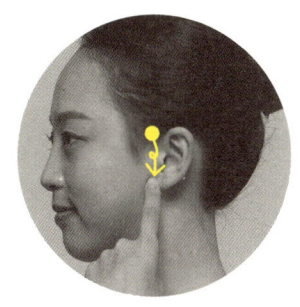

3
검지를 이용하여 귀바로 위 앞에서 시작해서 손끝을 둥글리며 귓불 바로 윗선까지 일직선으로 부드럽게 둥글려 줍니다. 9회 반복해줍니다. 0.2cm 차이로 앞으로 3등분하여 일직선으로 귓불 바로 윗선까지 손끝을 둥글려 줍니다.

TIP 시작점의 위치는 겹쳐도 무관합니다.

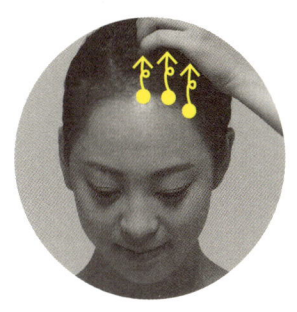

4
헤어라인 중앙에서부터 옆으로 1cm씩 3등분 나누어 줍니다. 검지와 중지를 이용하여 헤어라인에서 시작해서 손끝을 둥글리며 3cm 뒤까지 일직선으로 부드럽게 둥글려 줍니다. 9회 반복해줍니다.

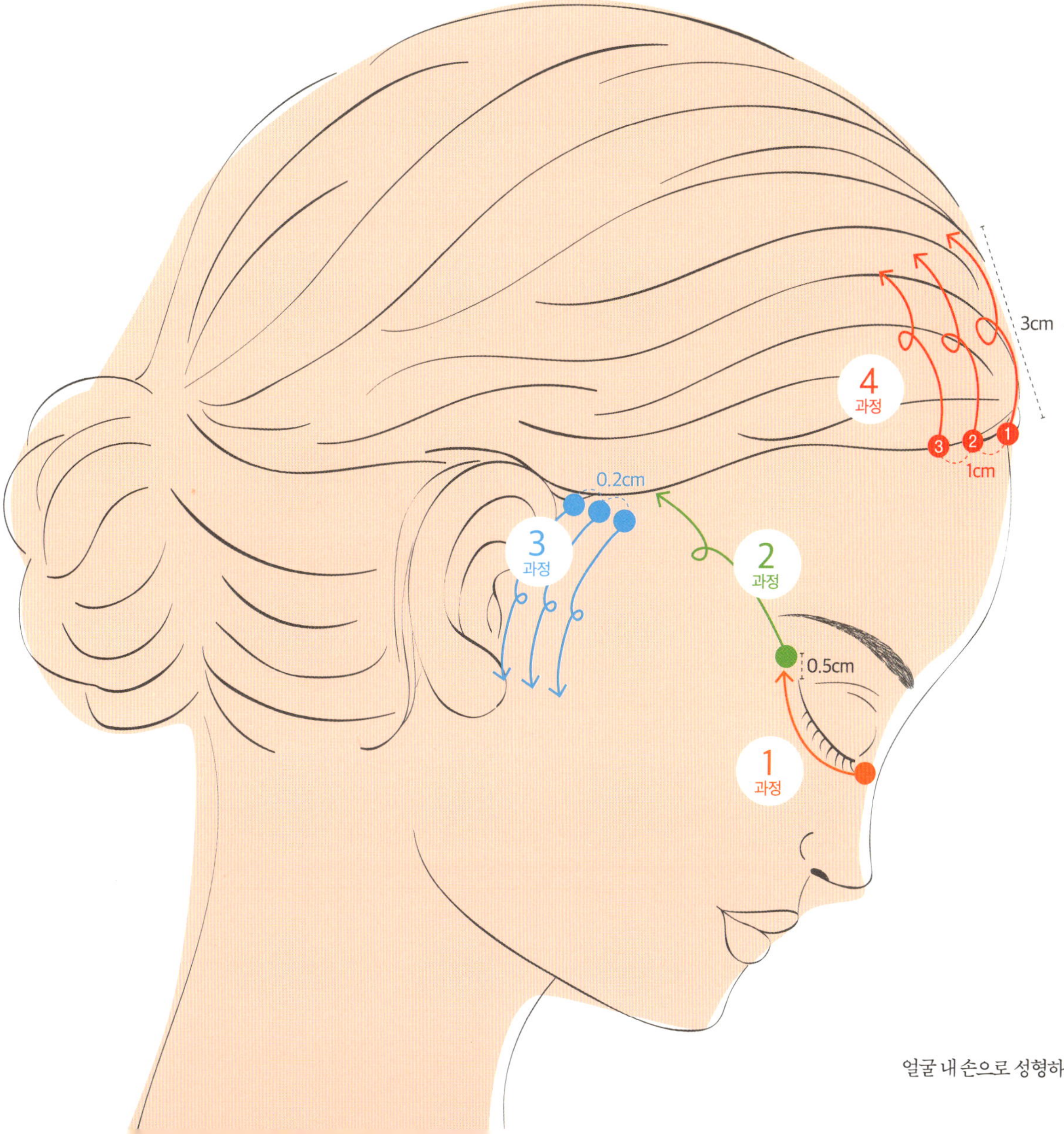

SOLUTION · 4

얼굴의 중심인 코는 틀어짐 없이 반듯하면 살아가면서 어려운 일들이 적을 수 있다는 의미도 있다고 합니다. 또한 코의 높이는 자존감과 연관이 있다는 연구 보고도 있을 만큼 코는 내 삶과 밀접한 관련이 있습니다. 골근테라피로 수술 없이도 반듯한 복이 들어오는 코를 만들 수 있습니다. 또한 강하게 자극하지 않고 부드럽게 자극하면 블랙헤드나 화이트헤드도 제거할 수 있습니다. 그럼 자존감이 높아지는 반듯한 코가 되어 볼까요?

코

머리
이마
눈
코
광대
입
턱
목

비대칭

붓기

소요시간
1세트 3~5분

긴 코 줄이기

얼굴 중앙부에 위치해 있는 코는 얼굴 중에서 유일하게 돌출되어 있는 부위입니다. 그래서 코 끝에는 언제나 혈액이 가장 늦게 도달하여 날씨가 추워지면 코부터 빨개 집니다. 얼굴을 조화롭게 균형을 잡아주는 코. 동양인도 골근테라피 하여 자존감이 형성되며 긴 코 관리로 균형잡힌 얼굴로 부드러운 인상과 이목구비의 조화로움을 느껴보세요.

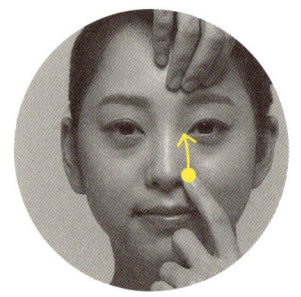

2 한 손으로 눈썹 앞머리 부위를 지지하고 반대편 검지를 콧방울 가운데에 갖다 대고 눈머리 앞 움푹 파인 부위까지 끌어올립니다. 9회 반복한 뒤 반대쪽도 같은 방법으로 실시합니다.

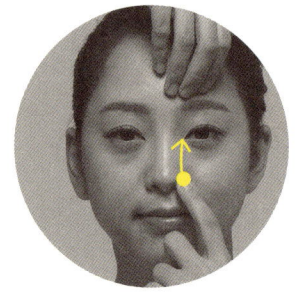

1 한 손으로 눈썹 앞머리 부위를 지지하고 반대편 검지를 콧방울 시작점에 갖다 대고 눈머리 앞 움푹 파인 부위까지 끌어올립니다. 9회 반복한 뒤 반대쪽도 같은 방법으로 실시합니다.

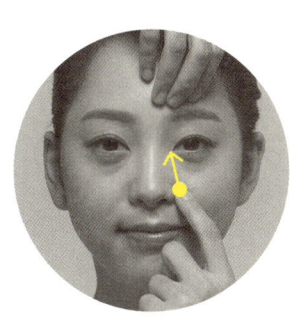
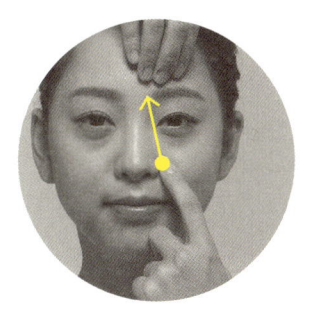
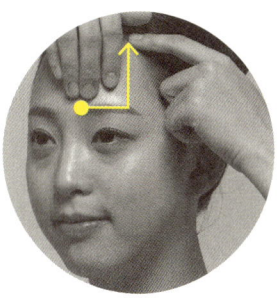

3 한 손으로 눈썹 앞머리 부분을 지지하고 반대편 검지를 콧방울 끝에 갖다 대고 눈머리 앞 움푹 파인 부위까지 끌어올립니다. 9회 반복한 뒤 반대쪽도 같은 방법으로 실시합니다.

4 한 손으로 이마를 지지하고 반대편 중지, 약지를 콧방울 끝에 대고 눈썹 앞머리까지 끌어올린 후 지그시 누른 상태로 6초간 유지합니다.

5 ❹번 동작이 끝난 상태 그대로 중지, 약지로 눈썹 앞머리부터 눈썹산을 지나 이마 위 헤어라인까지 끌어올립니다. 9회 반복한 뒤 반대쪽도 같은 방법으로 실시합니다.

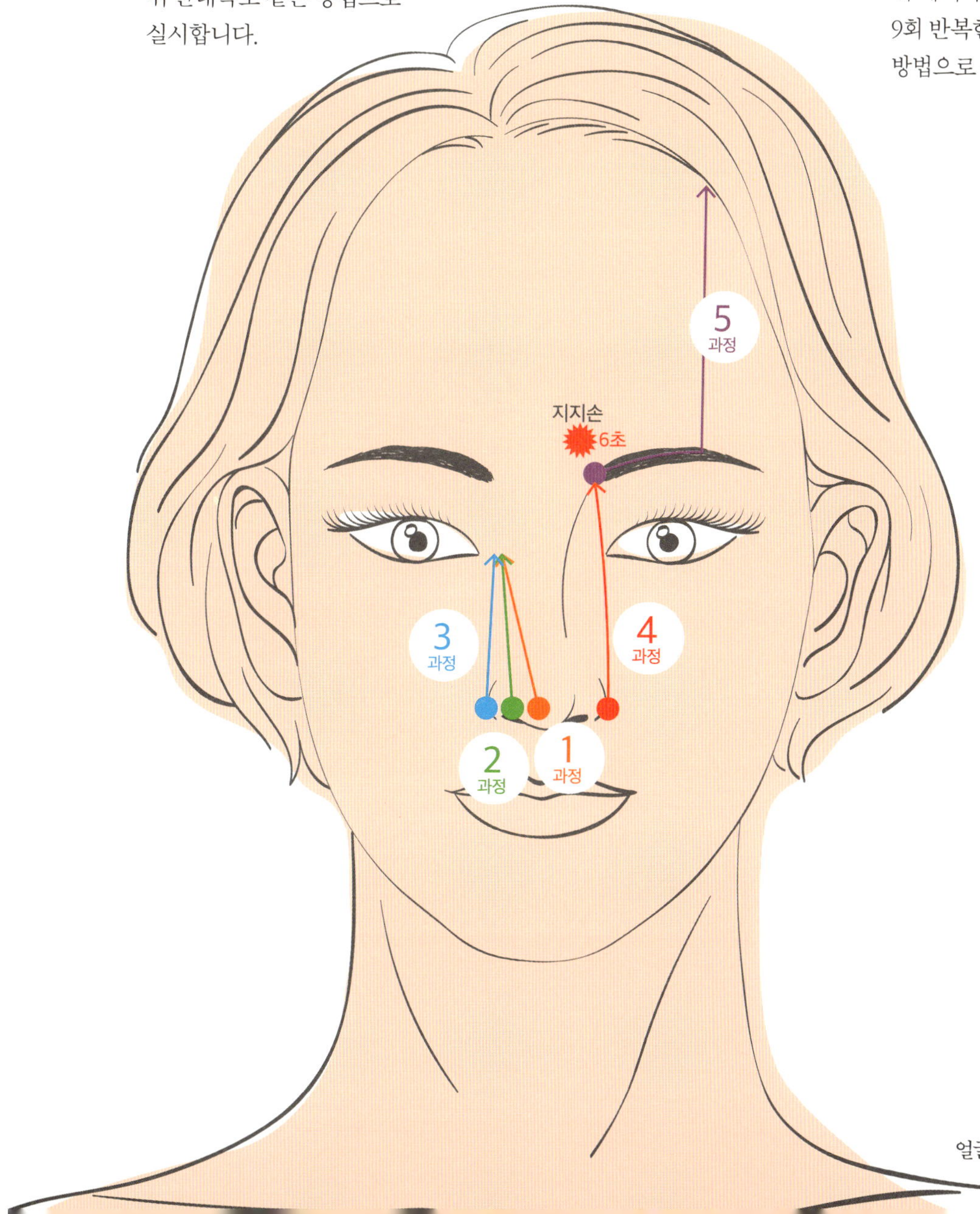

소요시간
1세트 3~5분

짧은 코 늘리기

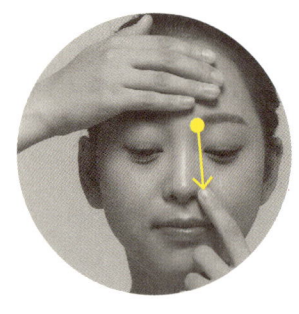

2 한 손으로 이마를 지지한 다음 반대편 중지, 약지를 눈썹 앞머리에 갖다 대고 콧방울 가운데까지 끌어내립니다. 9회 반복한 뒤 반대쪽도 같은 방법으로 실시합니다.

얼굴에서의 가장 이상적인 코의 길이가 되는 들창코내리기 골근테라피입니다. 콧등의 길이와 입술에서 턱 끝까지의 길이가 일치되어 복들어오는 코가 되며 얼굴균형에도 도움이 됩니다. 코의 길이가 균형이 맞지 않아 얼굴의 비율도 어긋나면서, 들창코(돼지코)의 형태가 많은데요. 들창코의 경우, 자칫 이미지 추락되는 인상을 줄 수 있어 개선을 희망하시는 분들이 많습니다. 짧은 들창코를 내려 나의 얼굴형과 조화로운 코를 만들어주는 골근테라피입니다.

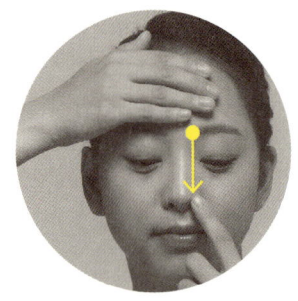

1 한 손을 머리 위로 올려 이마 위를 지지한 다음 반대편 중지, 약지를 눈썹 앞머리에 갖다 대고 콧방울 시작점까지 끌어내립니다. 9회 반복한 뒤 반대쪽도 같은 방법으로 실시합니다.

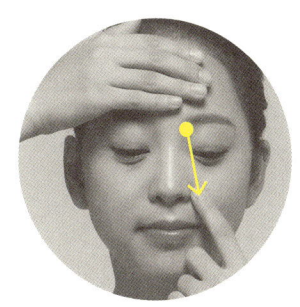

3   한 손으로 이마를 지지한 다음 반대편 중지, 약지를 눈썹 앞머리에 갖다 대고 콧방울 끝까지 끌어내립니다. 9회 반복한 뒤 반대쪽도 같은 방법으로 실시합니다.

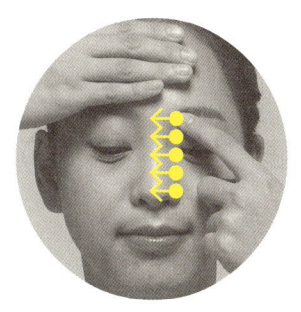

4   한 손으로 이마를 지지합니다. 반대편 중지, 약지로 눈썹 앞머리부터 콧방울 끝까지 5분할하여 옆으로 0.5cm 밀어줍니다. 눈썹 앞머리부터 콧방울 끝까지 차례대로 밀어줍니다. 9회 반복한 뒤 반대쪽도 같은 방법으로 실시합니다.

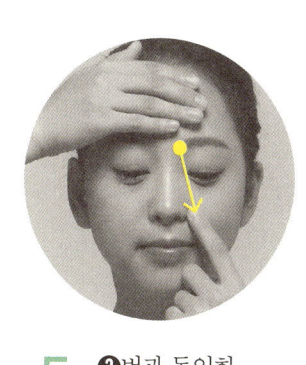

5   ❸번과 동일한 동작입니다. 한 손으로 이마를 지지한 다음 반대편 중지, 약지를 눈썹 앞머리에 갖다 대고 콧방울 끝까지 끌어내립니다. 9회 반복한 뒤 반대쪽도 같은 방법으로 실시합니다.

소요시간
1세트 3~5분

낮은 코 높이기

'콧대가 높다'는 자존감과 연관이 깊기에 콧대가 반듯하고 높은 사람들은 강하고 뚜렷한 인상을 주게 합니다. 수술이나 시술 없이도 내 얼굴에 맞는 균형잡힌 코 높이를 원하시는 분들에게 도움이 됩니다. 낮은 코도 꾸준히 하루 5분 골근테라피 마사지 하는 만큼 벌어진 코를 모아주어 콧대가 살아나 높은콧대를 유지 할 수 있습니다.

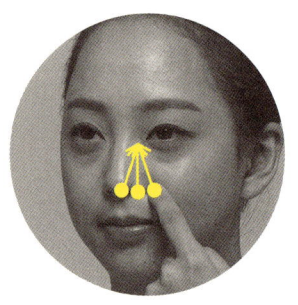

1 코 한쪽을 3분할한 뒤 한쪽 검지를 이용해 콧대 방향을 향해 위로 올려줍니다. 콧방울 시작점, 콧방울 중간, 콧방울 끝 부위를 차례로 실시합니다. 9회 반복한 뒤 반대쪽도 같은 방법으로 실시합니다.

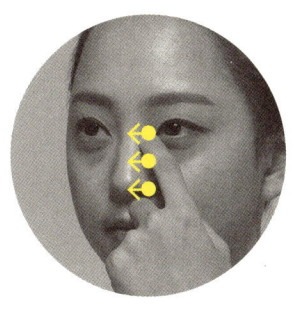

2 코뼈를 3분할한 뒤 한쪽 검지를 이용해 코를 옆으로 밀어줍니다. 미간 아래부터 내려가며 차례로 실시합니다. 9회 반복한 뒤 반대쪽도 같은 방법으로 실시합니다.

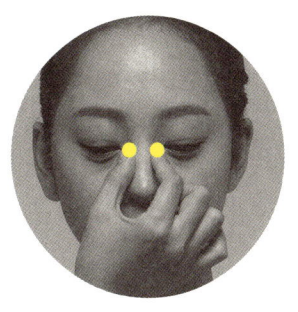

3 엄지와 검지로 코뼈를 3초간 지그시 잡아줍니다. 3회 반복합니다.

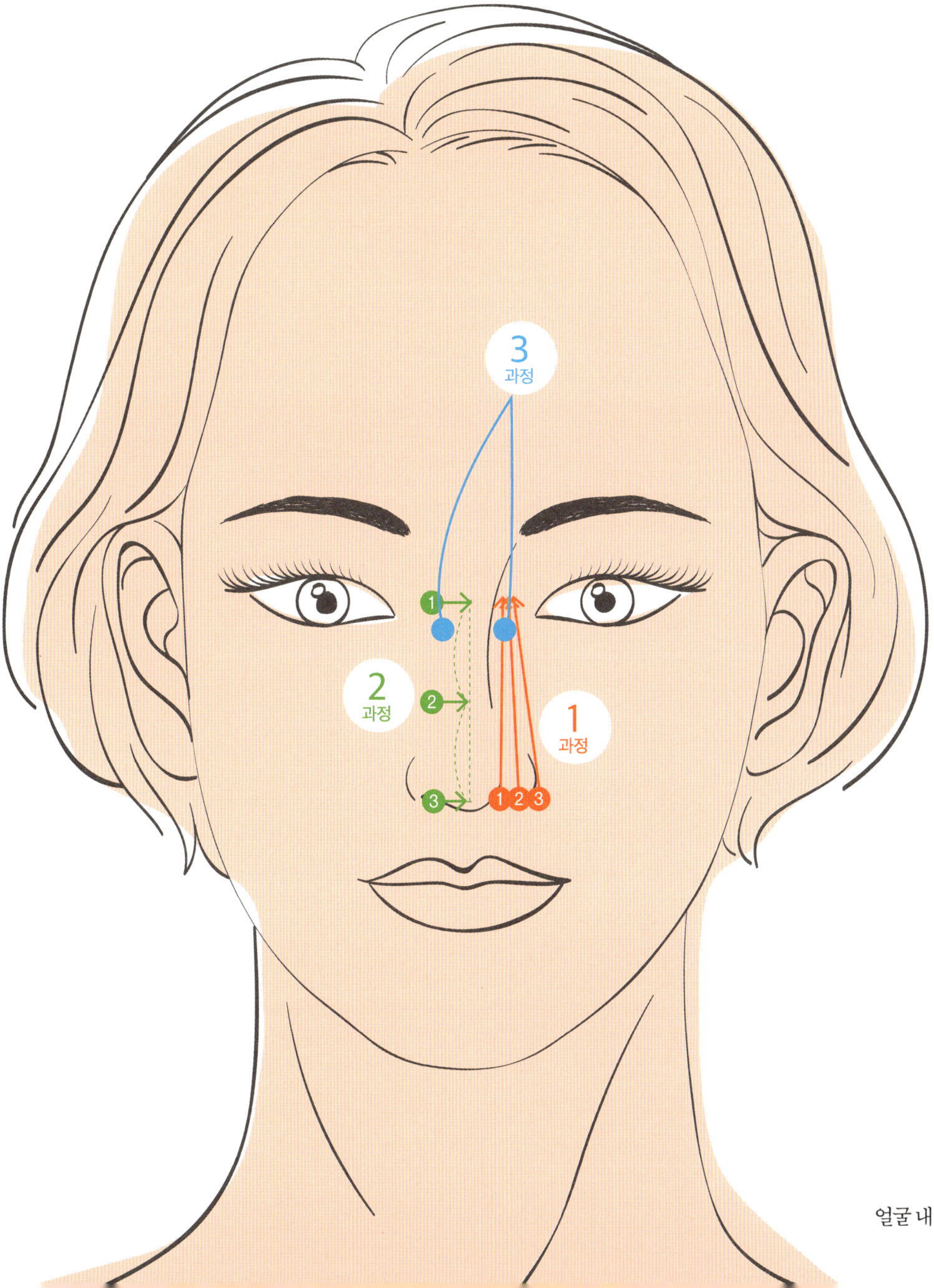

얼굴 내 손으로 성형하기

소요시간
1세트 3~5분

얼굴 중안부 줄이기

긴 얼굴은 본래 나이보다 더 들어보이게 만드는 단점이 있습니다. 단점을 장점으로 바꿀 수 있는 골근테라피 얼굴 중안부 줄이기로 도움을 받아 보세요.
동안이 대세인 만큼, 골근테라피를 통해 얼굴 길이를 1:1:0.8의 이상적인 동안비율로 만들어 입체적이고 세련된 동안 이미지로 변신가능 하답니다.

4 검지로 콧방울 위부터 일직선 방향으로 귀구슬 앞까지 쓸어줍니다. 9회 반복한 뒤 반대쪽도 같은 방법으로 실시합니다.

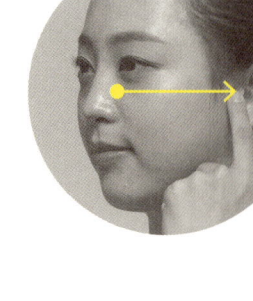

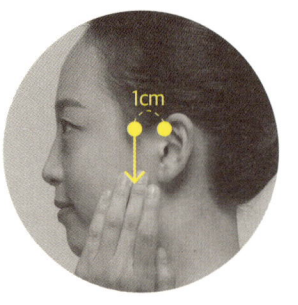

3 중지, 약지로 ❶번 시작점의 1cm 앞부터 귓불까지 일직선으로 내려줍니다. 9회 반복한 뒤 반대쪽도 같은 방법으로 실시합니다.

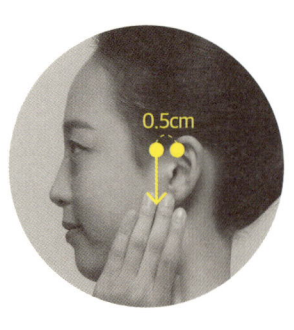

2 중지, 약지로 ❶번 시작점의 0.5cm 앞부터 귓불까지 일직선으로 내려줍니다. 9회 반복한 뒤 반대쪽도 같은 방법으로 실시합니다.

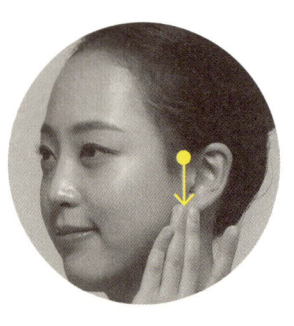

1 중지, 약지를 이용하여 귀 앞부터 귓불까지 일직선으로 내려줍니다. 9회 반복한 뒤 반대쪽도 같은 방법으로 실시합니다.

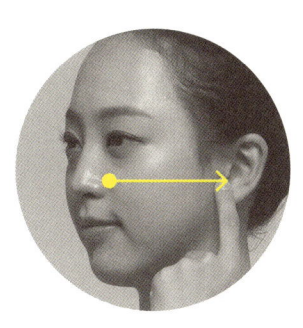 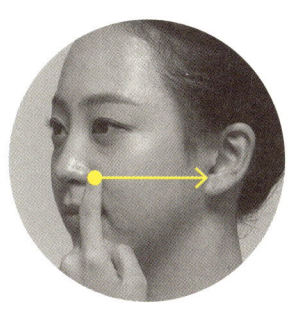 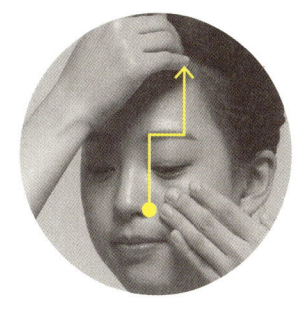

5 검지로 콧방울 중간에서 일직선 방향으로 귀구슬 아래까지 쓸어줍니다. 9회 반복한 뒤 반대쪽도 같은 방법으로 실시합니다.

6 검지로 콧방울 아래부터 일직선 방향으로 귀구슬 아래까지 쓸어줍니다. 9회 반복한 뒤 반대쪽도 같은 방법으로 실시합니다.

7 한손으로 얼굴을 지지하고 약지로 콧방울 끝에서 눈썹 앞머리까지 쓸어올린 다음 눈썹산을 지나 이마 위 헤어라인까지 쓸어올려줍니다. 9회 반복한 뒤 반대쪽도 같은 방법으로 실시합니다.

얼굴 내 손으로 성형하기

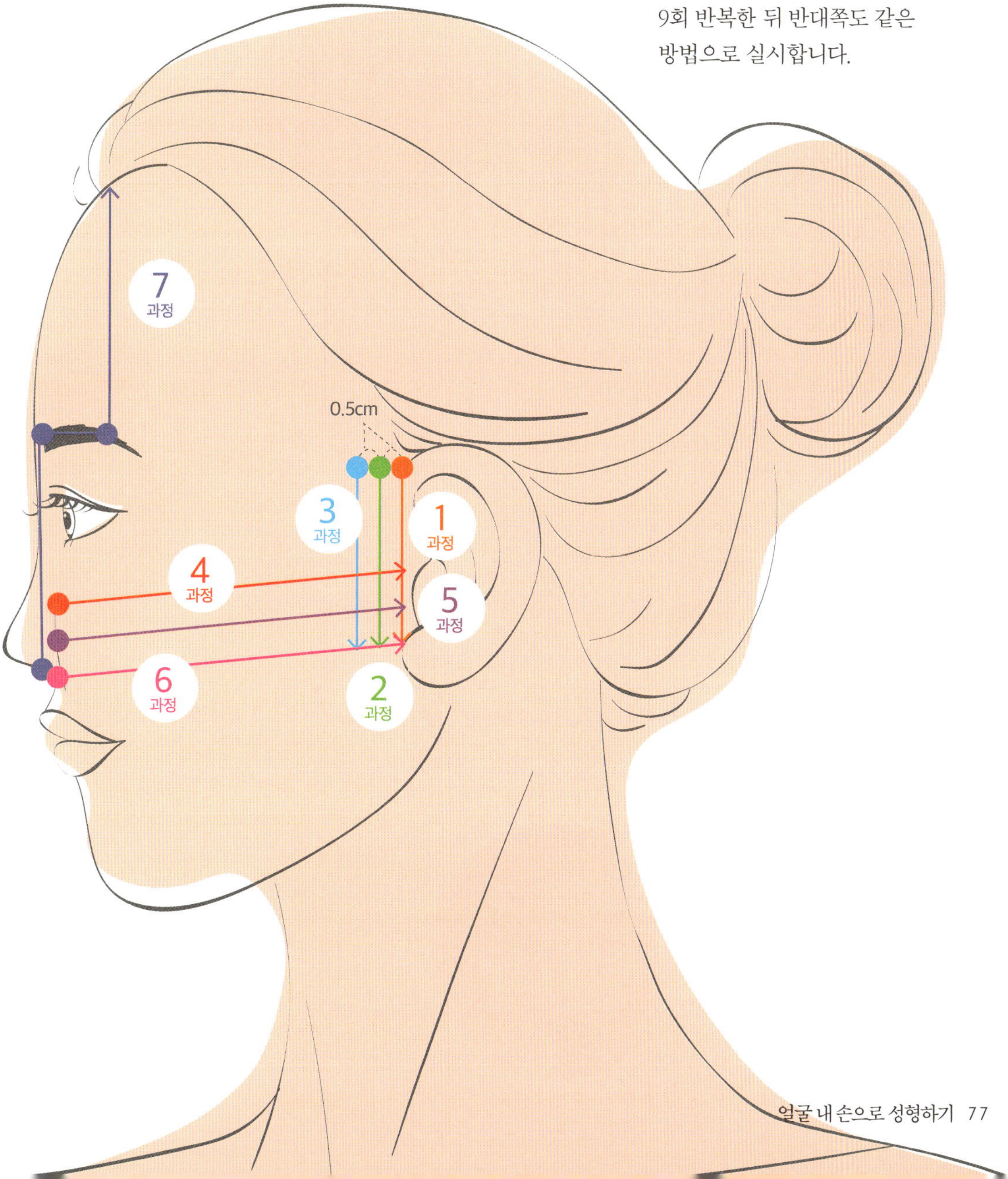

소요시간
1세트 3~5분

돈 들어오는 코 만들기

얼굴에서 부를 상징하는 곳이 바로 코입니다. 인상학적으로 코가 잘생기면 재산운과 금전운 및 사업운이 좋다고 하여 내 코의 생김새를 잘 파악해서 부족한 부분을 보완하면 좋은 기운을 만들어 줄 수 있다고 합니다. 다같이 돈 들어오는 코를 만들어 봅시다.

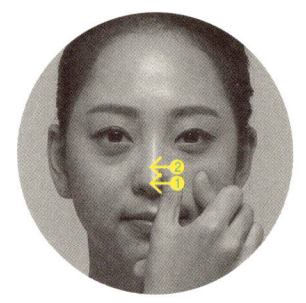

2 한쪽 엄지로 콧방울에서 1cm 옆을 지지하고 나머지 손가락으로 턱을 받친 후 반대편 엄지로 콧방울 중간부터 일직선 방향으로 코끝까지 쓸어줍니다. 9회 반복한 뒤 반대쪽도 같은 방법으로 실시합니다. 이어서 콧방울 위부터 일직선 방향으로 코끝까지 쓸어줍니다. 9회 반복한 뒤 반대쪽도 같은 방법으로 실시합니다.

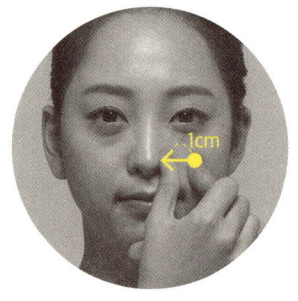

1 한쪽 엄지로 콧방울에서 1cm 옆을 지지하고 나머지 손가락으로 턱을 받친 후 반대편 엄지로 지지선에서 일직선 방향으로 콧방울까지 쓸어줍니다. 9회 반복한 뒤 반대쪽도 같은 방법으로 실시합니다.

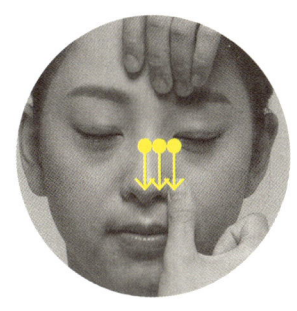

3 한 손으로 눈썹 앞머리를 지지합니다. 콧등을 기준으로 눈머리까지 코 한 면을 세로로 3분할한 뒤 반대 손 엄지를 이용하여 눈머리부터 콧방울까지 일직선 방향으로 쓸어내립니다. 9회 반복한 뒤 반대쪽도 같은 방법으로 실시합니다.

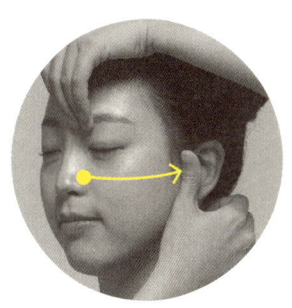

4 한 손으로 눈썹 앞머리를 지지합니다. 반대 손 엄지 전체를 이용하여 콧방울 시작점에서 귀구슬까지 쓸어줍니다. 9회 반복한 뒤 반대쪽도 같은 방법으로 실시합니다.

얼굴 내 손으로 성형하기 79

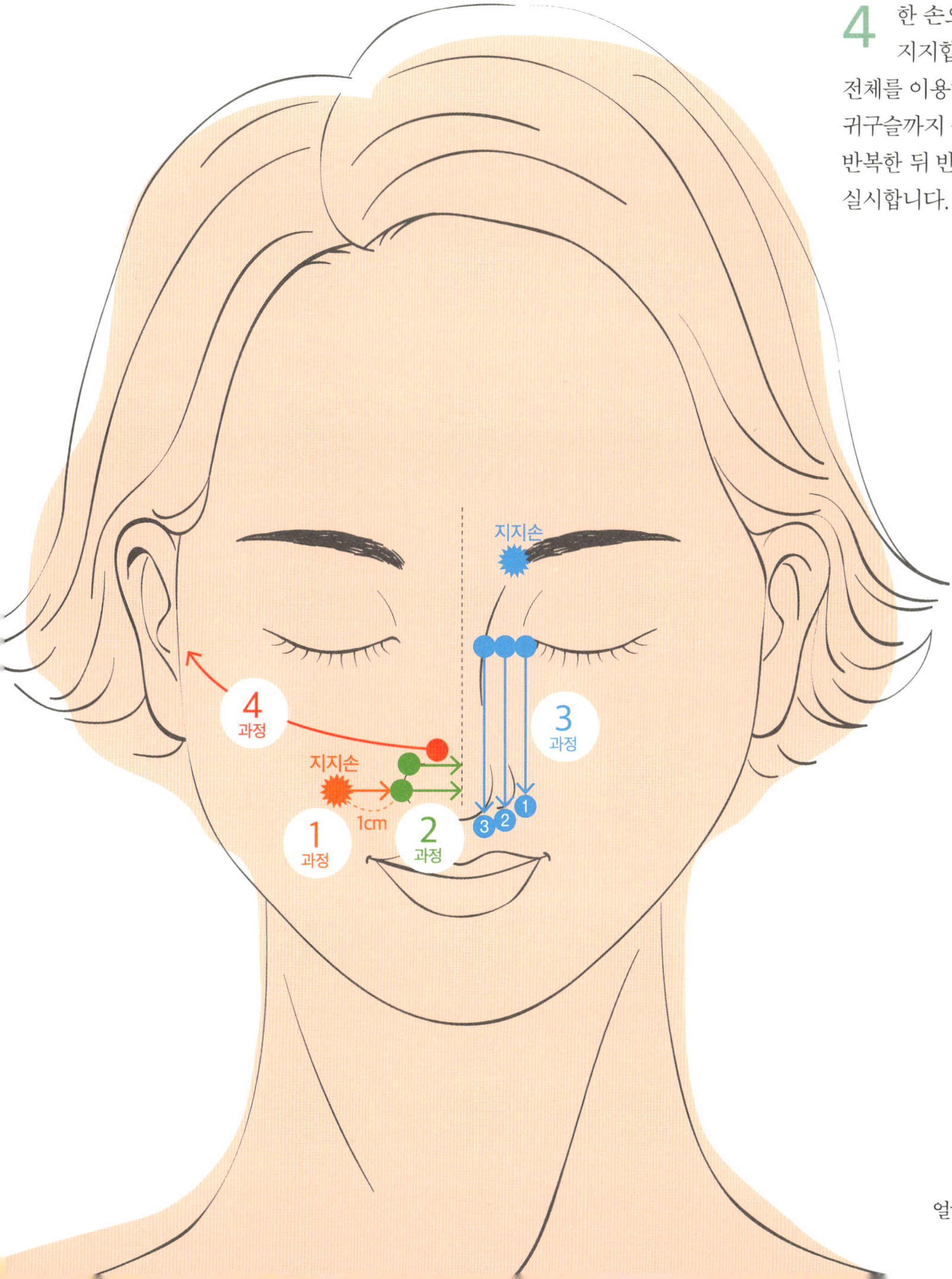

SOLUTION • 5

관상학에서 균형이 맞고 매끄러운 광대뼈(관골)는 명예와 권력을 상징한다고 합니다. 하여 현대에서는 광대뼈가 사회생활을 하기에 적합하고 활동력이 강하기에 밋밋한 광대보다는 내 얼굴에 균형이 맞는 조화로운 광대를 선호합니다. 또한, 남자는 광대가 높고 클수록 좋다고 보고, 여자는 약간 둥글고 잘 드러나지 않아야 하고, 웃을 때는 광대뼈가 보이고 웃지 않을 때는 평평해야 최상의 광대라고 봅니다. 골근테라피로 광대가 주는 내 얼굴의 이미지를 바꾸어 보세요.

광대

머리 이마 눈 코 광대 입 턱 목

비대칭

붓기

소요시간
1세트 3~5분

위로 솟은 광대 내리기

광대뼈는 유전적으로 타고나는 것도 있지만, 평소 말을 많이 하거나 저작운동을 많이 할 때 더 발달되는 경우가 많습니다. 광대가 위로 솟아 올라오게 되면서 눈가에 주름을 짓게 하거나 볼살이 아래로 늘어져 보이게도 만들 수 있는데요. 인상학적으로 광대의 높이는 눈꼬리에서 3cm 아래로 내려가 있을 때 가장 이상적인 위치라고 합니다. 솟은 광대 골근테라피로 위로 솟은 광대가 아래로 내려가 부드러운 매력적인 광대가 됩니다.

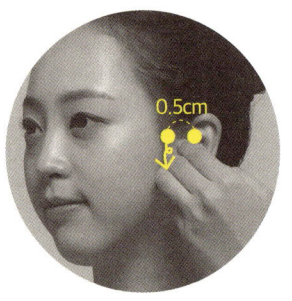

2 중지, 약지로 귓바퀴 뿌리 0.5cm 앞으로 이동한 위치에서 귓불 옆까지 아래로 둥글리며 내립니다. 9회 반복한 뒤 반대쪽도 같은 방법으로 실시합니다.

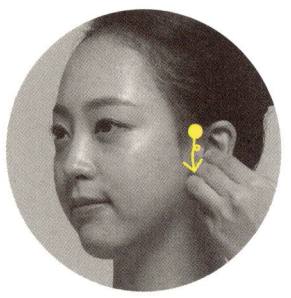

1 중지, 약지로 귓바퀴 뿌리 앞부터 귓불까지 아래로 둥글리며 내립니다. 9회 반복한 뒤 반대쪽도 같은 방법으로 실시합니다.

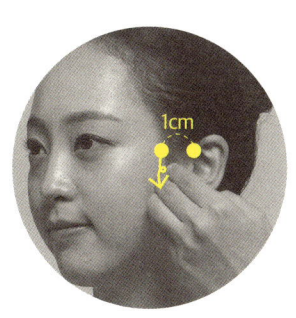
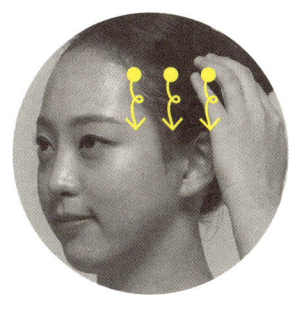
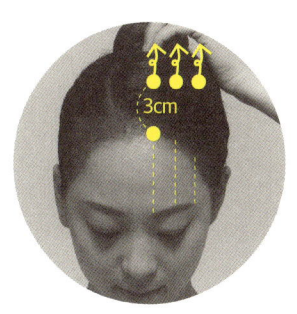

3 중지, 약지를 이용하여 귓바퀴 뿌리 앞에서 1cm 앞으로 이동한 위치에 눈썹 끝 시작점에서 귓불 옆까지 아래로 둥글리며 내립니다. 9회 반복한 뒤 반대쪽도 같은 방법으로 실시합니다.

4 옆머리에서 가장 튀어나와 있는 부분부터 헤어라인까지 3분할하여 중지, 약지로 귀까지 둥글리며 끌어내립니다. 9회 반복하고 반대쪽도 같은 방법으로 실시합니다.

5 눈썹을 중심으로 헤어라인을 3분할하여 정수리 근처까지 마사지하는 동작입니다. 중지, 약지로 눈썹 앞머리 위 헤어라인부터 3cm 뒤부터 정수리 옆까지 둥글리며 내립니다. 동작의 시작점에서 1cm 옆과 2cm 옆도 동일하게 정수리 옆까지 둥글리며 내립니다. 9회 반복하고 반대쪽도 같은 방법으로 실시합니다.

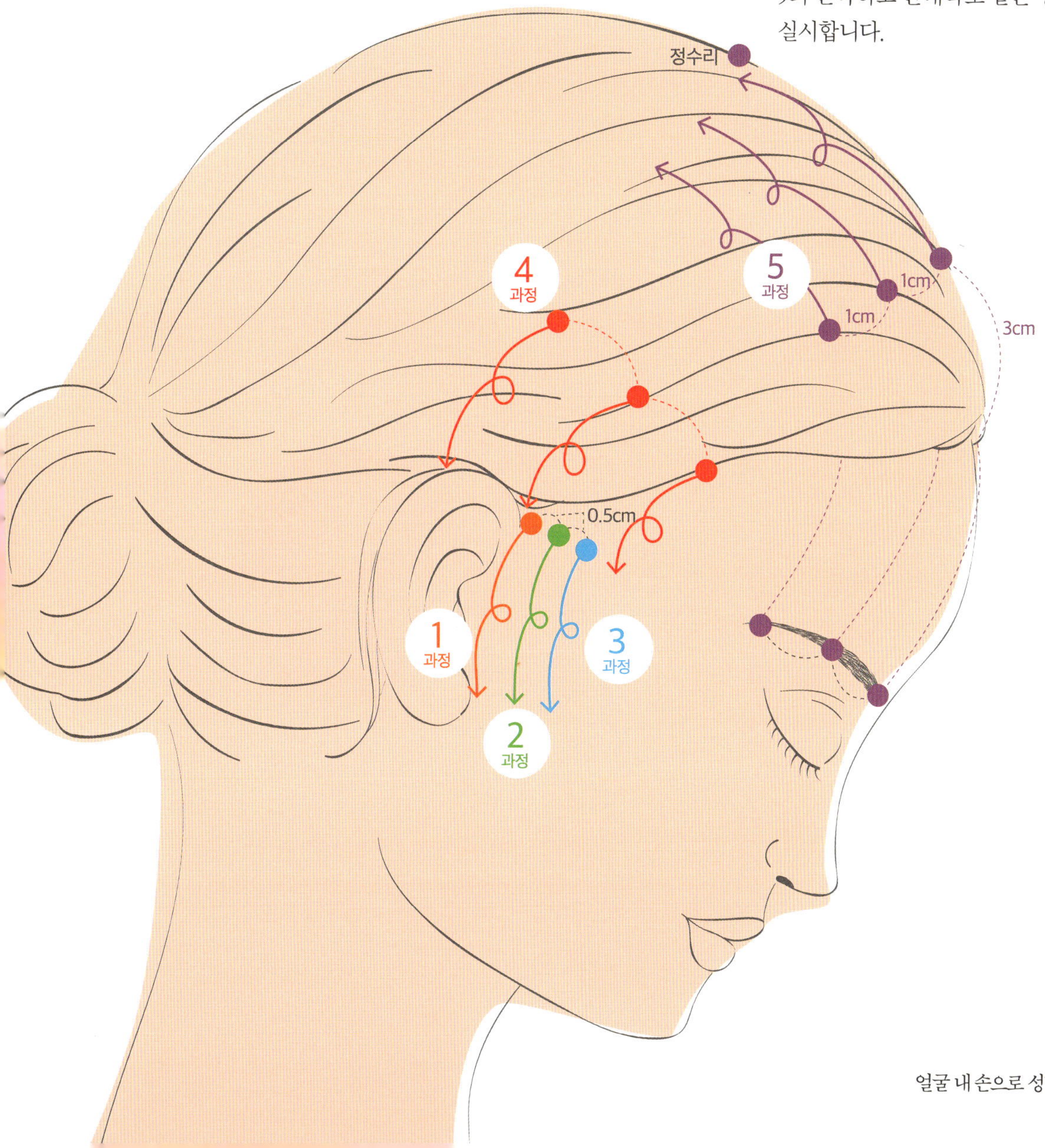

소요시간
1세트 3~5분

옆으로 벌어진 광대 좁히기

첫 인상에서 광대가 옆으로 벌어져 있으면 강해보이고, 고집이 있어보이는 부정적인 이미지로 비추어질 수 있습니다. 사회생활을 하면서 스트레스를 많이 받을 때 광대 뼈는 옆으로 벌어지기 쉬운데요. 벌어진 광대를 안으로 강하게 누르기만 한다면 오히려 뼈에 자극이 되어 더 옆으로 벌어질 수 있습니다. 뼈를 아프게 하면 뼈 세포는 더 커질 수 있습니다. 자극은 최소화하고, 원인이 되는 부분을 관리하여 옆으로 벌어진 광대가 안으로 모아져 굴곡없는 부드러운 얼굴선을 만들어보세요.

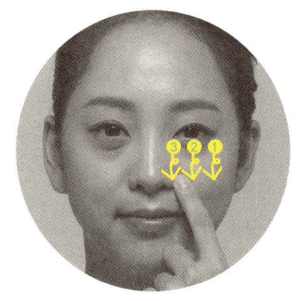

2 눈머리부터 눈꼬리까지 눈을 3분할합니다. 검지로 눈꼬리부터 3cm 아래까지 둥글리며 아래로 내립니다. 눈 중앙과 눈머리 부위도 동일하게 광대뼈까지 내립니다. 9회 반복한 뒤 반대쪽도 같은 방법으로 실시합니다.

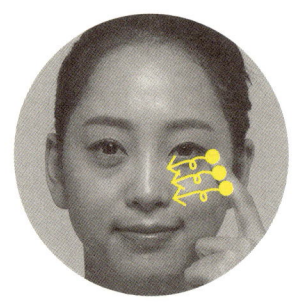

1 눈꼬리 아래부터 광대뼈까지 3분할합니다. 검지로 눈꼬리 아래부터 코 쪽으로 둥글리며 쓸어줍니다. 1cm, 2cm 아래도 동일하게 코 쪽으로 쓸어줍니다. 9회 반복한 뒤 반대쪽도 같은 방법으로 실시합니다.

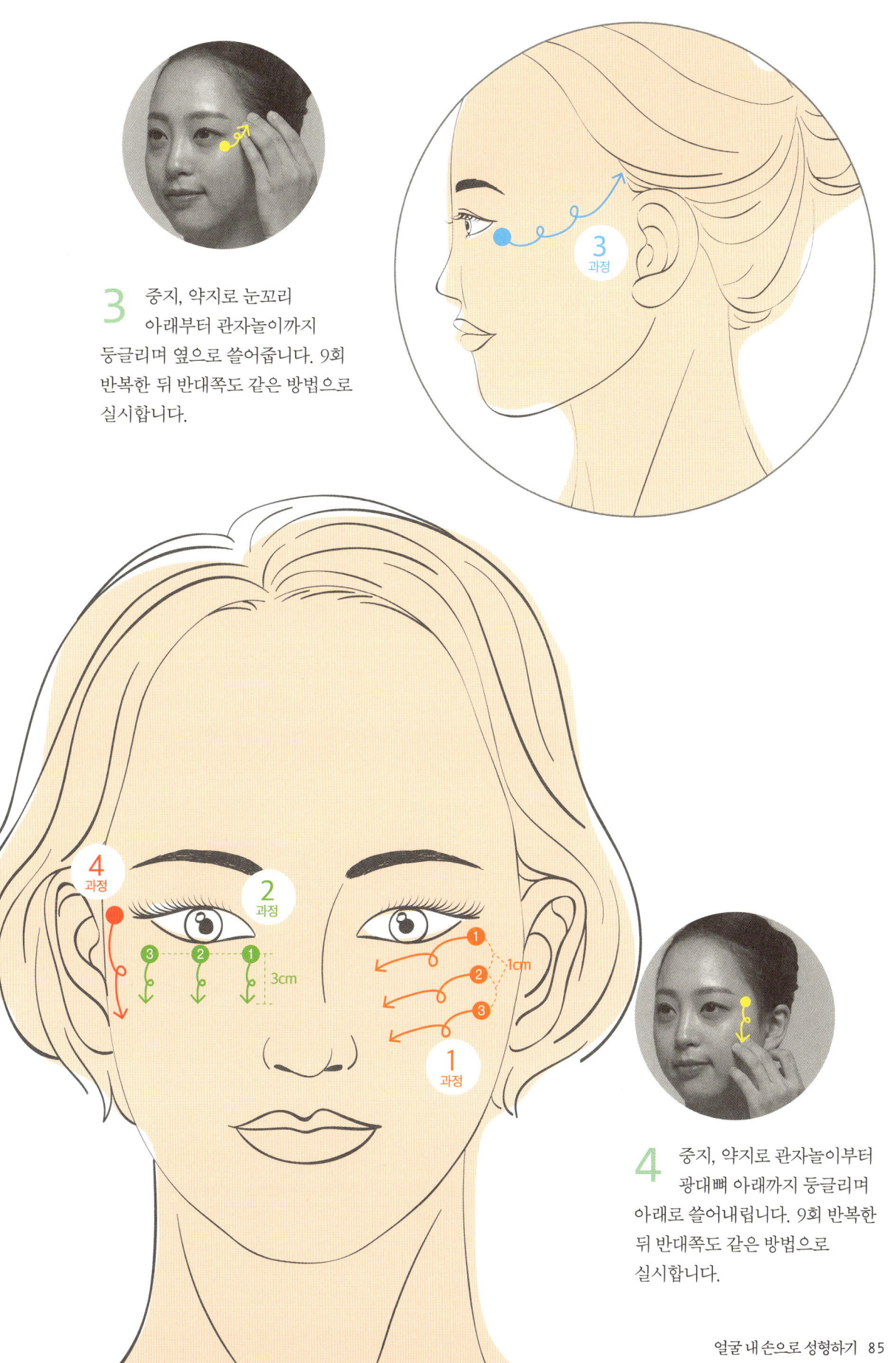

3 중지, 약지로 눈꼬리 아래부터 관자놀이까지 둥글리며 옆으로 쓸어줍니다. 9회 반복한 뒤 반대쪽도 같은 방법으로 실시합니다.

4 중지, 약지로 관자놀이부터 광대뼈 아래까지 둥글리며 아래로 쓸어내립니다. 9회 반복한 뒤 반대쪽도 같은 방법으로 실시합니다.

얼굴 내 손으로 성형하기 85

소요시간
1세트 3~5분

돌출된 광대뼈 축소하기

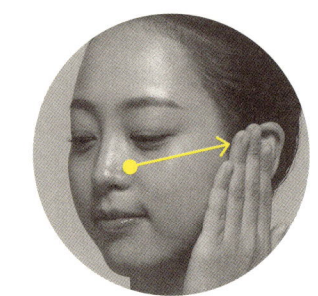

3 검지, 중지, 약지 전체를 이용하여 눈머리부터 귀 앞까지 광대를 감싸듯이 쓸어줍니다. 9회 반복한 뒤 반대쪽도 같은 방법으로 실시합니다.

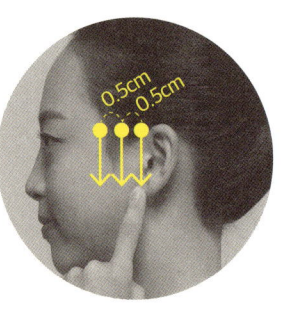

2 얼굴 옆면을 3분할합니다. 약지로 귓바퀴 뿌리부터 귓불까지 아래로 쓸어내립니다. 귓바퀴 뿌리의 0.5cm 앞과 1cm 앞도 동일하게 실시합니다. 9회 반복한 뒤 반대쪽도 같은 방법으로 실시합니다.

뒷목이 짧고 어깨가 딱딱해서 안 좋으신 분들이 대부분 앞으로 돌출된 광대뼈를 가지고 있습니다. 자칫 고집이 세보이는 이미지가 되기 쉬운데요. 앞으로 돌출된 광대가 안으로 들어가면서 이목구비의 선이 더 선명하게 살아나는 관리법입니다.

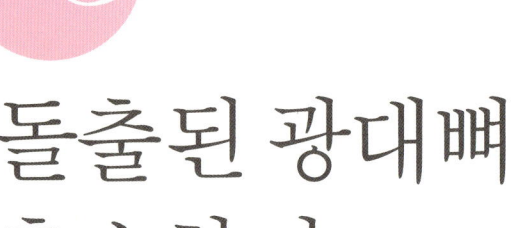

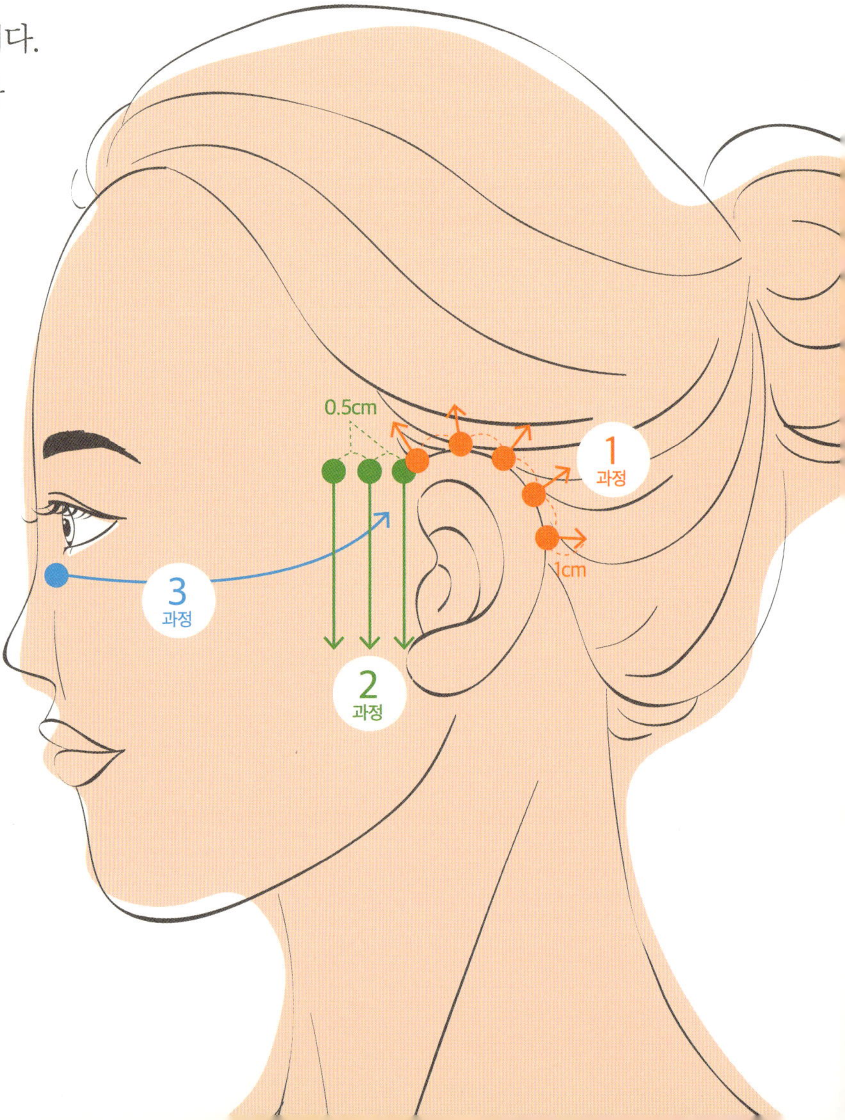

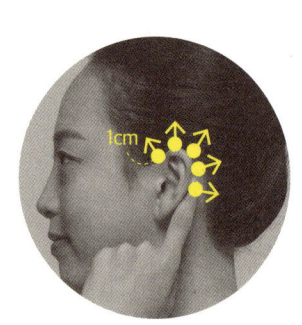

1 귓바퀴 뿌리부터 귀둘레 중앙까지 5분할합니다. 검지로 귓바퀴 뿌리에서 1cm 위 지점까지 밀어올립니다.

얼굴 커지지 않는 페이스 스트레칭

얼굴이 커지지 않는 방법은 돈도 안 들이면서 힘들지 않는 방법이 아주 많답니다. 이 쉽고 돈 안드는 방법이 있는데 행동하지 않으면 내가 원하는 얼굴과 거리가 먼 얼굴이 되어 갑니다. 인상이 곧 면상이라고 하지요. 내 마음에 따라 얼굴의 모든 근육은 바뀝니다. 마사지를 받거나 내 손 성형 셀프 마사지도 좋지만, 일상생활에서 간단한 표정운동만으로도 작은 얼굴과 함께 좋은 인상을 갖을 수 있는 방법이 있답니다! 하루 3번 아침, 점심, 저녁에 의식하면서 습관 만드시는 만큼 행복하게 예뻐지실 수 있습니다.

아·에·이·오·우 운동

얼굴이 커지고 변화하는 가장 큰 원인은 바로 평소 생활습관입니다. 우리 얼굴의 근육은 모두 안면신경의 지배를 받아 내가 기쁠 때 대관골근을 사용하여 웃는 얼굴을 만들어주고, 내가 고민을 할때는 추미근을 움직여 인상을 쓰게 만들고, 내가 슬플때는 구각하제근을 내려 입꼬리를 내려줍니다. 평소 내가 어떤 표정을 많이 짓느냐에 따라 피부가 처질 수도 있구요. 반대로 얼굴이 작아질 수도 있답니다. 입을 최대한으로 크게 벌려서 입 운동을 해주면 평소 움직임의 제한이 있던 얼굴 근육들이 풀어져 시원한 느낌과 함께 저작근육들의 제한을 많이 풀어주어 얼굴의 노폐물들이 빠져나갈 수 있게 림프배농을 도와 얼굴살도 함께 빠져 얼굴이 작아지는 효과도 있습니다. 거울 보면서 지금부터 함께 해볼까요. 아, 에, 이, 오, 우!

눈까지 웃어보세요

입꼬리만 올리는 근육은 상순거근과 소관골근이 작용하여 한쪽 입꼬리만 올라가게 한답니다. 하여 얼굴의 좌우 밸런스가 틀어지고, 한쪽으로만 유난히 올라가게 얼굴 근육을 사용하여 내 얼굴 이미지가 좋지 못 하게 됩니다. 눈이 먼저 웃고 그 다음에 입이 웃으면서 눈과 입이 함께 웃을 때 대관골근이 움직이면서 얼굴의 16가지의 표정근육을 모두 움직여주게 되어 전체적으로 반듯한 얼굴형을 가질 수 있고 아름다운 얼굴형을 유지 할 수 있답니다. 또한 모든 근육이 탄력있게 올라가 리프팅이 되는 효과도 있습니다. 지금부터는 입이 아닌 눈이 함께 웃을 수 있게 다같이 해볼까요.

면접을 보는 자리나, 소개팅이 있는 자리에서는 순간 표정이 경직되어 자연스럽지 못한 인상을 주게 되죠. 중요한 자리에 나가기 10분 전 화장실 거울을 보면서 긴장 풀고 아에이오우 운동을 3번만 해보고 들어가보세요. 입모양이 자연스러워지는 순간 표정이 살아나고, 면접이든 소개팅이든 성공할 수 있는 확률이 100% 높아질 수 있습니다. 단순한 표정 하나로 얼굴이 살아날 수 있다는 사실 잊지 마세요.

SOLUTION · 6

입 주변에는 우리의 감정을 보여주는 표정 근육들이 다양하게 존재합니다. 특히나 말을 하거나 음식물을 섭취할 때 가장 많이 변화하며, 우리가 평소 생각하는 감정에 따라서도 수시로 변화합니다. 긍정의 생각과 웃는 습관은 입 주변의 표정 근육들의 움직임의 제한을 풀어주어 내 얼굴을 탄력 있게 올려줄 뿐만 아니라 상대방에게 호감을 주는 얼굴을 만들어 줄 수 있습니다.

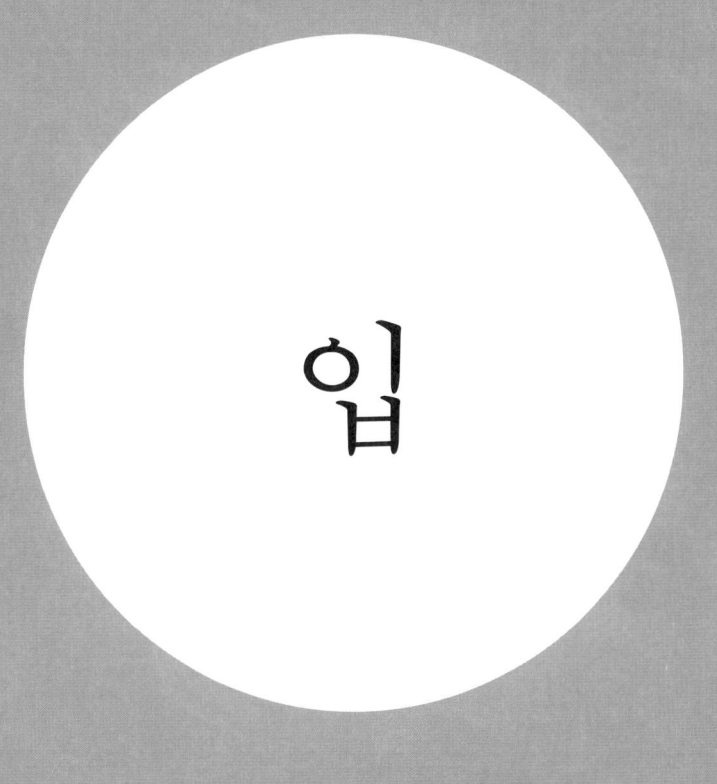

머리
이마
눈
코
광대
입
턱
목

비대칭

붓기

소요시간
1세트 3~5분

돌출입 집어넣기

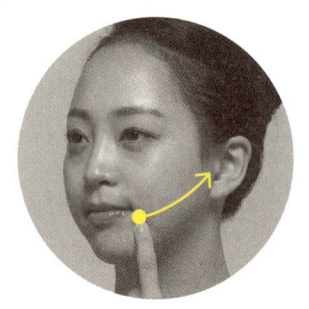

3 검지로 입꼬리 1cm 아래에서 귀구슬 앞까지 옆으로 쓸어 올려줍니다. 9회 반복한 뒤 반대쪽도 같은 방법으로 실시합니다.

돌출입이 되는 원인은 다양합니다. 그중에 턱을 들고 다니는 습관이 많거나 말을 많이 하는 직업이나 과한 스트레스에 의한 두개골의 변화는 입모양에 변화를 가져 오는 경우가 있습니다. 평소 돌출된 입이, 하루 5분 투자로 돌출입이 들어가면 얼굴의 노화가 지연이 되며 세련된 얼굴이 됩니다. 부드러운 표정이 지속될 수 있는 돌출입 집어 넣는 마사지 방법으로 노화를 지연시킬 수 있습니다. 매일 작은습관 만들어 주시면 뚜렷하고 매끄러운 입술선으로 매력적인 밝은 미소를 갖을 수 있습니다.

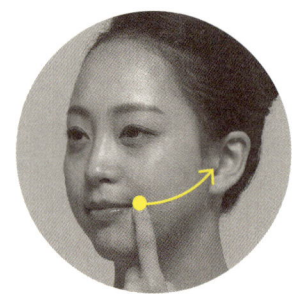

2 검지로 입꼬리에서 귀구슬 앞까지 옆으로 쓸어 올려줍니다. 9회 반복한 뒤 반대쪽도 같은 방법으로 실시합니다.

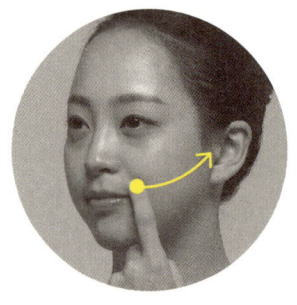

1 검지로 입꼬리 1cm 위에서 귀구슬 앞까지 옆으로 쓸어 올려줍니다. 9회 반복한 뒤 반대쪽도 같은 방법으로 실시합니다.

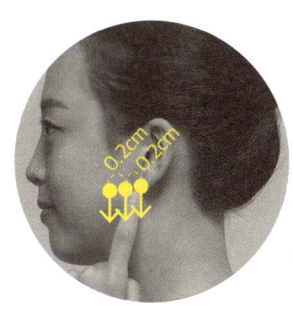

4 검지로 귓불 위에서 턱까지 일직선으로 내립니다. 9회 반복한 뒤 반대쪽도 같은 방법으로 실시합니다. 귓불 0.2cm 앞, 0.4cm 앞에서도 각각 같은 방법으로 실시합니다.

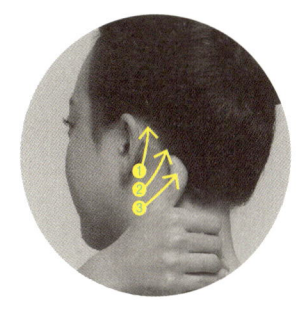

5 귓불 아래, 귓불 아래 0.5cm, 귓불 아래 1cm에서 각각 헤어라인까지 올리는 동작입니다. 엄지로 각 지점에서 헤어라인까지 사선으로 올립니다. 9회 반복한 뒤 반대쪽도 같은 방법으로 실시합니다.

얼굴 내 손으로 성형하기

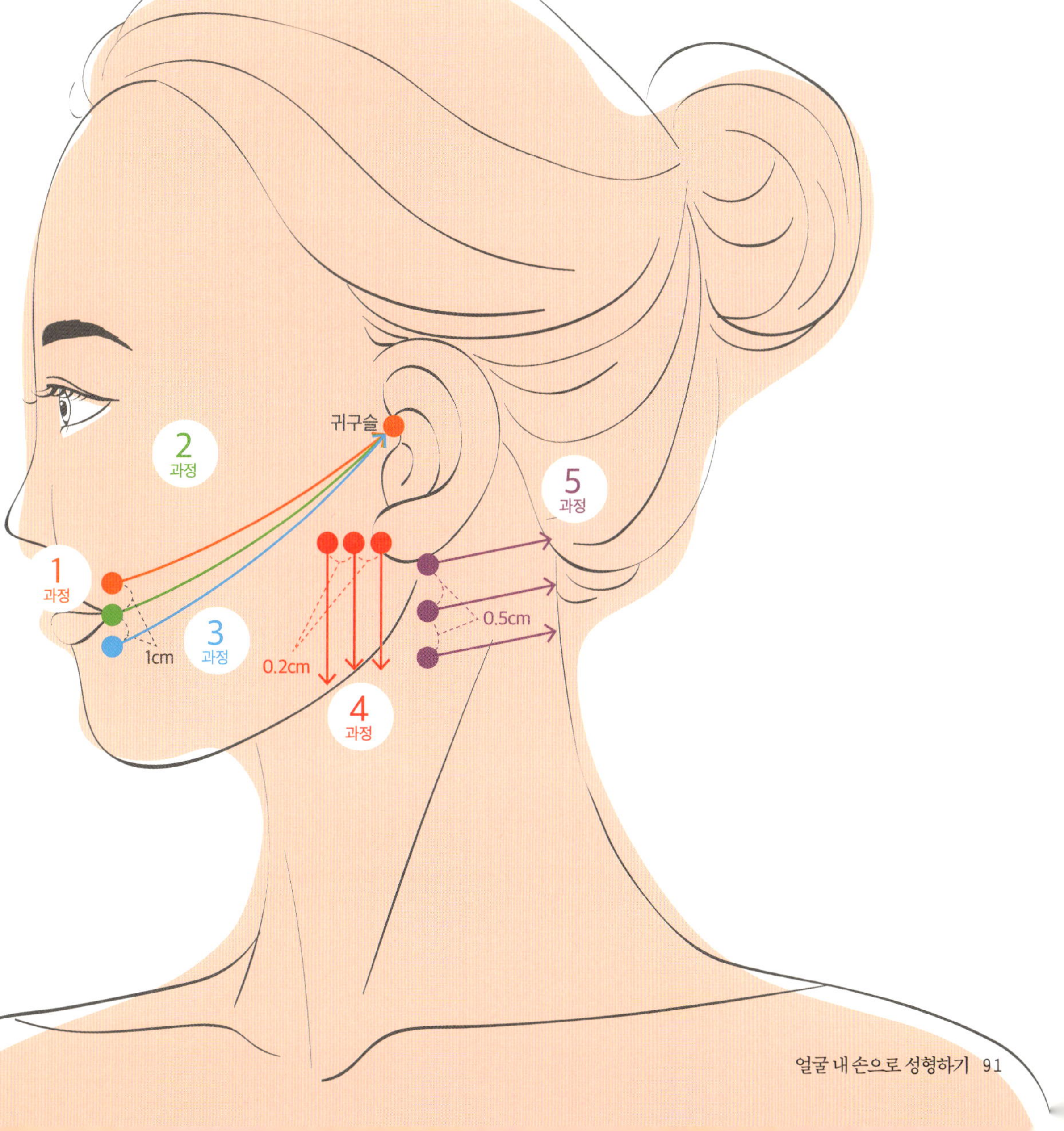

소요시간
1세트 3~5분

팔자주름 없애기

팔자주름 하나로 나이가 10년은 좌우된다고 이야기하듯, 팔자주름은 내 나이를 잊게 하는 부정적인 이미지로 표현되지요. 팔자주름은 나이가 들면서 삶의 지혜와 노하우가 쌓여 성공한 이들에게 나타나는 좋은 주름입니다. 다만 은은하고 옅은 모양일 때 성공을 돕는 인상이 되지만, 반대로 너무 짙으면 고독해질 수 있습니다. 골근테라피로 성공을 부르는 팔자주름으로 바꾸어 10년 젊어지세요.

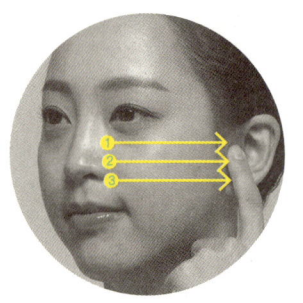

2 콧방울을 3분할한 뒤 중지를 이용해 콧방울 위부터 귓불까지 일직선 방향으로 쓸어줍니다. 콧방울 중간과 콧방울 아래에도 중지를 이용해 동일한 방향으로 쓸어줍니다. 9회 반복한 뒤 반대쪽도 같은 방법으로 실시합니다.

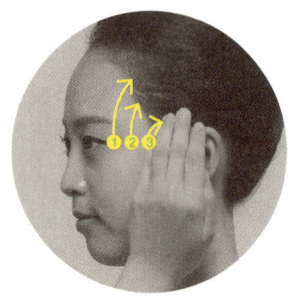

1 눈꼬리부터 관자놀이까지 3분할한 다음 중지, 약지로 관자놀이부터 헤어라인까지 쓸어 올립니다. 9회 반복한 뒤 반대쪽도 같은 방법으로 실시합니다.

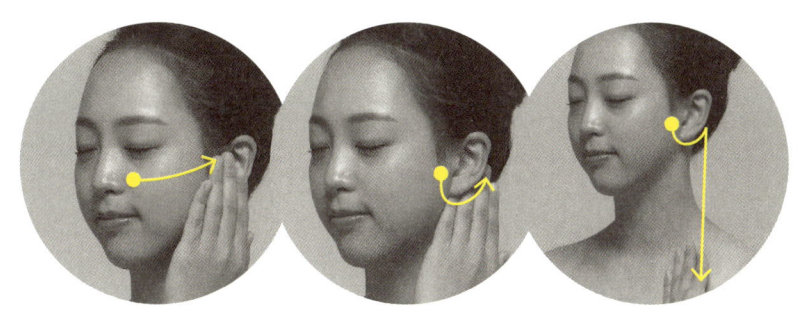

3 손가락 전체를 콧방울 옆에 가볍게 얹은 다음 귀 앞까지 부드럽게 쓸어줍니다. 귀 뒤로 넘어가서 쇄골 1/3 지점까지 쓸어 내려줍니다. 손끝에 압력을 주지 않도록 주의합니다. 9회 반복한 뒤 반대쪽도 같은 방법으로 실시합니다.

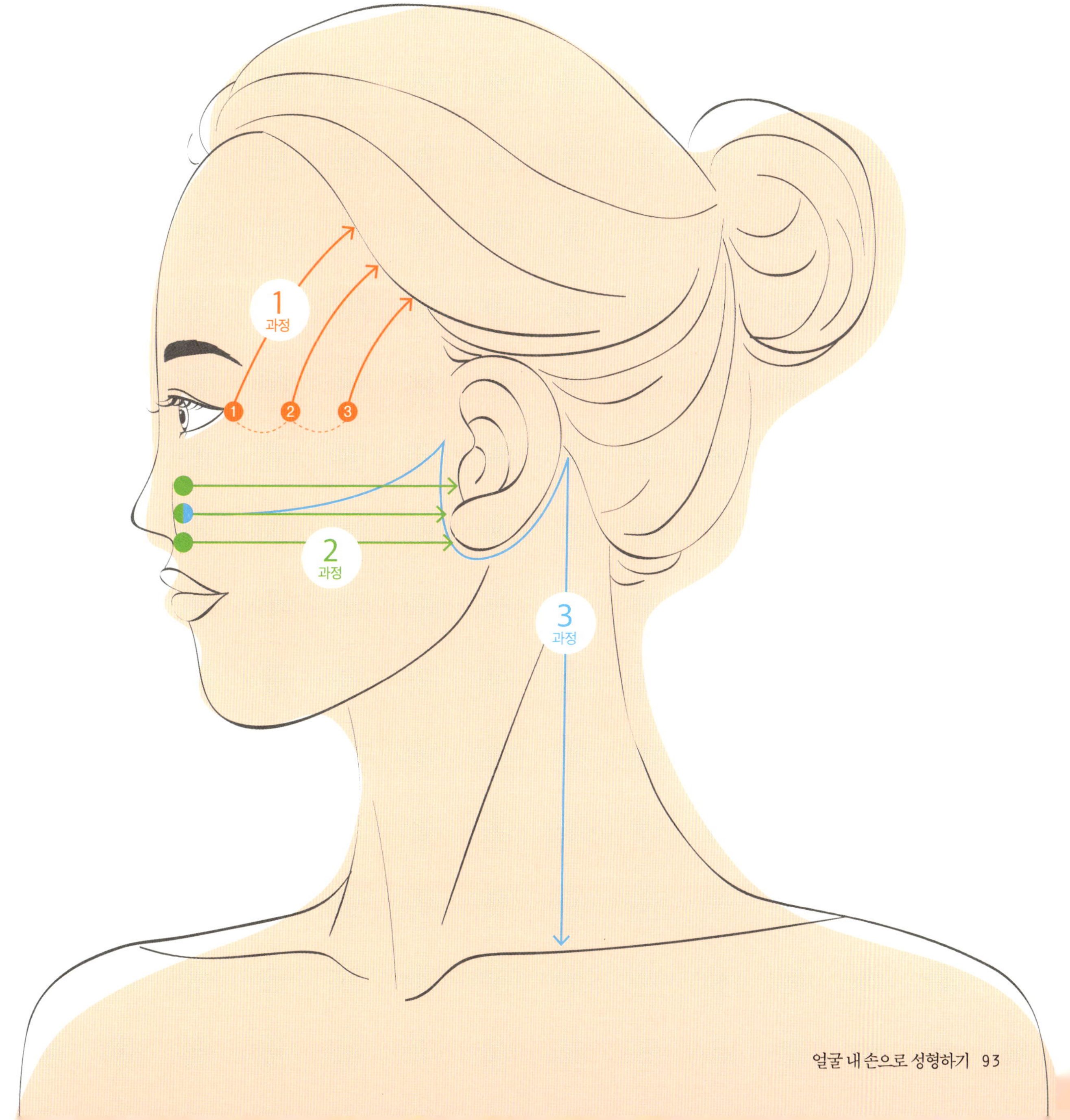

소요시간
1세트 3~5분

입꼬리 올리기

입 모양은 내가 어떤 감정 표정을 자주 짓는지에 따라 달라지는데요. 입꼬리가 내려가면 우울해보이는 인상을 상대방에게 전달이 됩니다. 입꼬리가 올라가 있는 사람은 상대방을 자연스럽게 웃을 수 있게 하기에 입꼬리를 올리는 것이 아주 중요합니다. 필러나 보톡스 시술없이 골근테라피로 하루 5분 내 손으로 마사지하여 입꼬리 올려 첫 인상을 웃는 인상으로 바꾸어보세요.

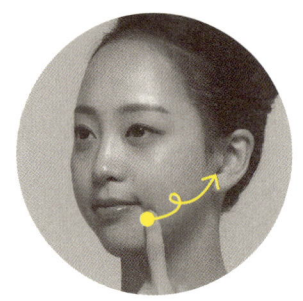

3 검지로 입꼬리 1cm 아래에서 귀구슬까지 둥글리며 끌어올립니다. 9회 반복한 뒤 반대쪽도 같은 방법으로 실시합니다.

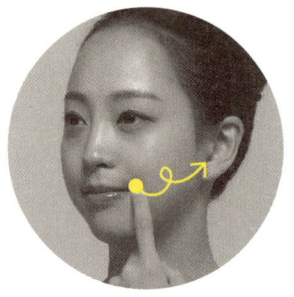

2 검지로 입꼬리에서 귀구슬까지 둥글리며 끌어올립니다. 9회 반복한 뒤 반대쪽도 같은 방법으로 실시합니다.

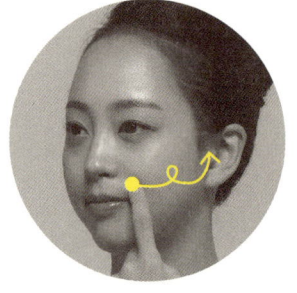

1 검지로 입꼬리 1cm 위에서 귀구슬 앞까지 둥글리며 끌어올립니다. 9회 반복한 뒤 반대쪽도 같은 방법으로 실시합니다.

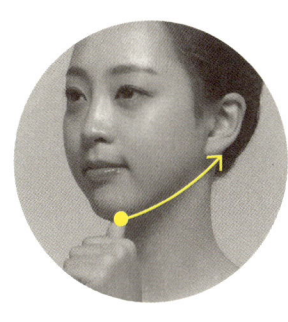

4 엄지로 아래턱 가운데부터 귓불 뒤까지 끌어올립니다. 9회 반복한 뒤 반대쪽도 같은 방법으로 실시합니다.

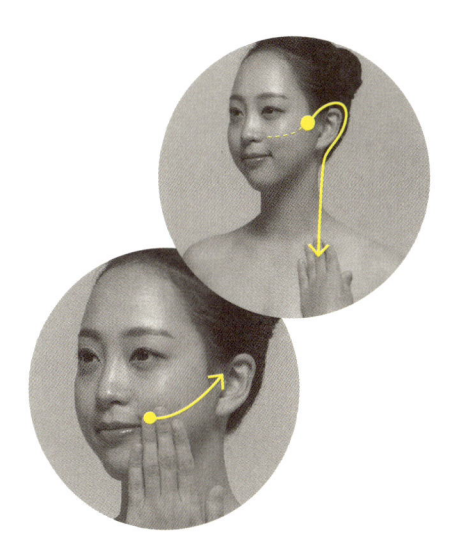

5 검지, 중지, 약지를 콧방울 아래에 가볍게 얹은 다음 귓바퀴 뿌리 앞까지 부드럽게 쓸어줍니다. 귀 뒤로 넘어가서 쇄골 앞까지 쓸어 내려줍니다. 9회 반복한 뒤 반대쪽도 같은 방법으로 실시합니다.

TIP 손끝에 압력을 주지 않도록 주의합니다.

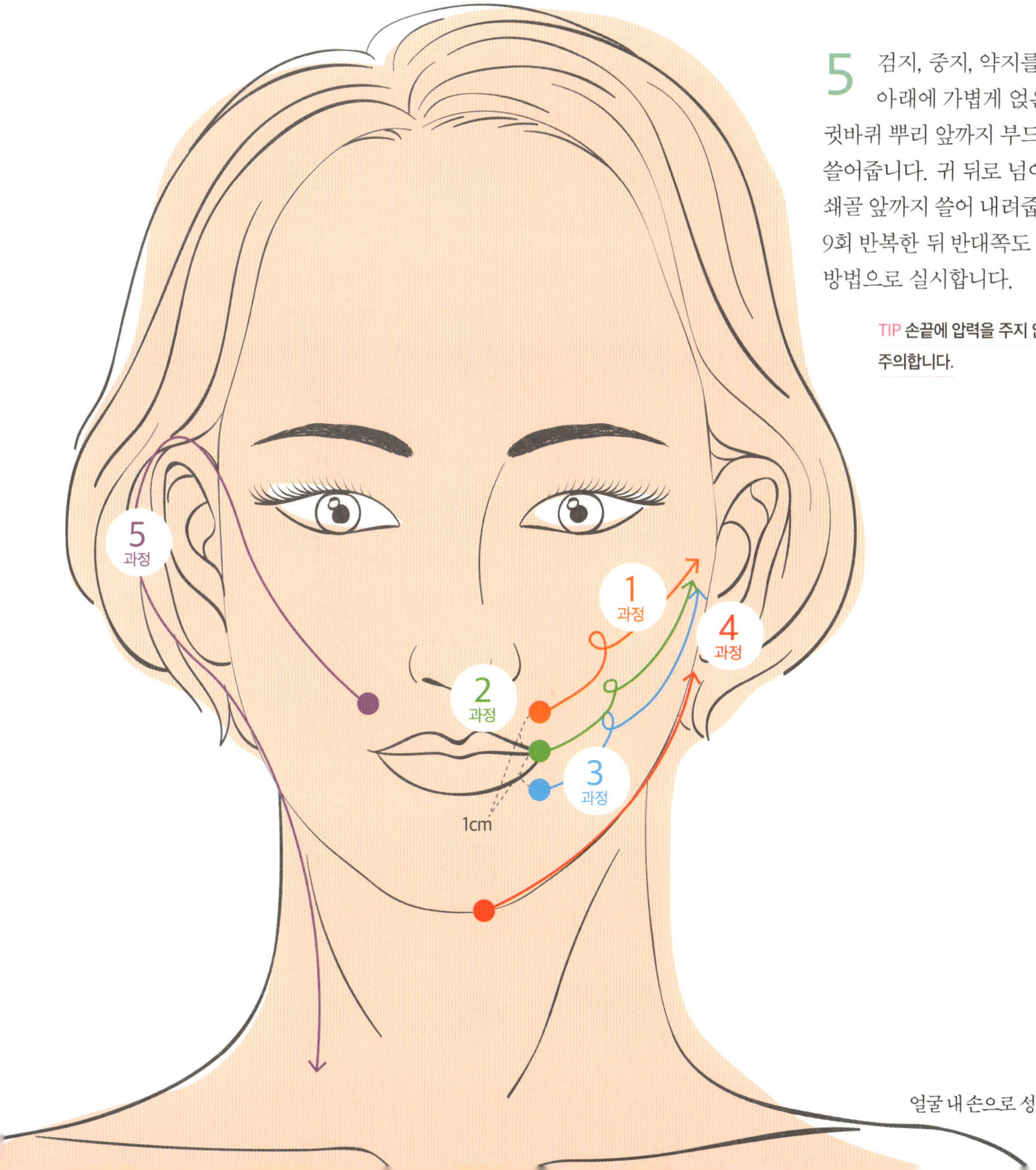

SOLUTION · 7

우리 몸은 중력으로부터 인체의 틀을 유지하기 위해 늘 노력합니다. 몸이 한쪽으로 비틀림이 있을 때 다른 한쪽이 추가적인 또 다른 비틀림을 만들어내는데 말리고 솟은 어깨는 턱 선의 탄력을 떨어뜨리게 하는 원인이 되기도 하구요. 틀어짐으로 인해 노폐물 배출이 되지 않아 두둑한 이중턱이나 심술보같이 턱 선의 늘어짐으로 표현하기도 합니다. 골근테라피로 늘어진 턱 선을 관리하여 탄력 있는 V라인을 만들어보세요.

턱

머리
이마
눈
코
광대
입
턱
목

비대칭

붓기

소요시간
1세트 3~5분

사각턱 없애기

갸름한 V라인 턱선을 선호하는 시대이죠. 사각턱은 턱관절이나 뼈 모양만의 문제도 있지만, 경직된 근육이나 노폐물로 인해 두둑하게 사각턱을 만드는 수도 있습니다. 매일 꾸준히 골근테라피로 뼈세포 교환을 도와 사각턱 뼈 자체 사이즈 축소도 되고, 노폐물 배출을 도와 사각턱을 눈에 띄게 V라인으로 만들 수 있습니다.

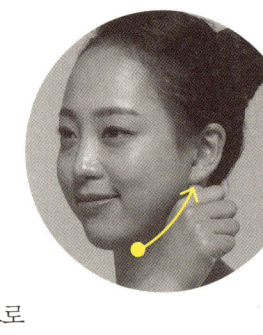

3 입꼬리를 기준으로 아래턱선의 0.5cm 아래에 엄지를 갖다 대고 귓불 바로 아래 위치까지 올려줍니다. 9회 반복한 뒤 반대쪽도 같은 방법으로 실시합니다.

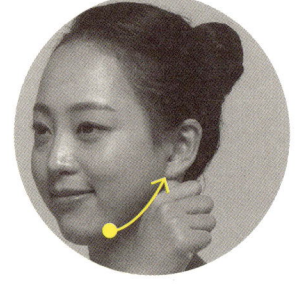

2 입꼬리를 기준으로 아래턱선에 엄지를 갖다 대고 귓불 바로 아래 위치까지 올려줍니다. 9회 반복한 뒤 반대쪽도 같은 방법으로 실시합니다.

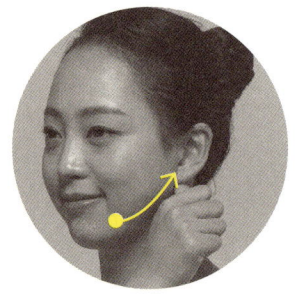

1 입꼬리를 기준으로 아래턱선의 0.5cm 위에 엄지를 갖다 대고 귓불 바로 아래 위치까지 올려줍니다. 9회 반복한 뒤 반대쪽도 같은 방법으로 실시합니다.

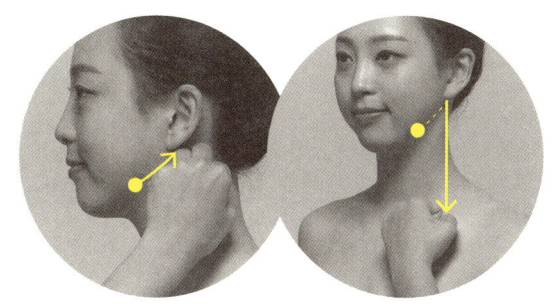

4. 주먹을 쥐고 중지, 약지의 마디를 턱 선의 각이 있는 부위 대고 밀어넣는 느낌으로 눌러줍니다. 그대로 귀 뒤로 밀어올린 다음 터미누스(쇄골 위 1/3지점)까지 아래로 쓸어 내려줍니다. 9회 반복한 뒤 반대쪽도 같은 방법으로 실시합니다.

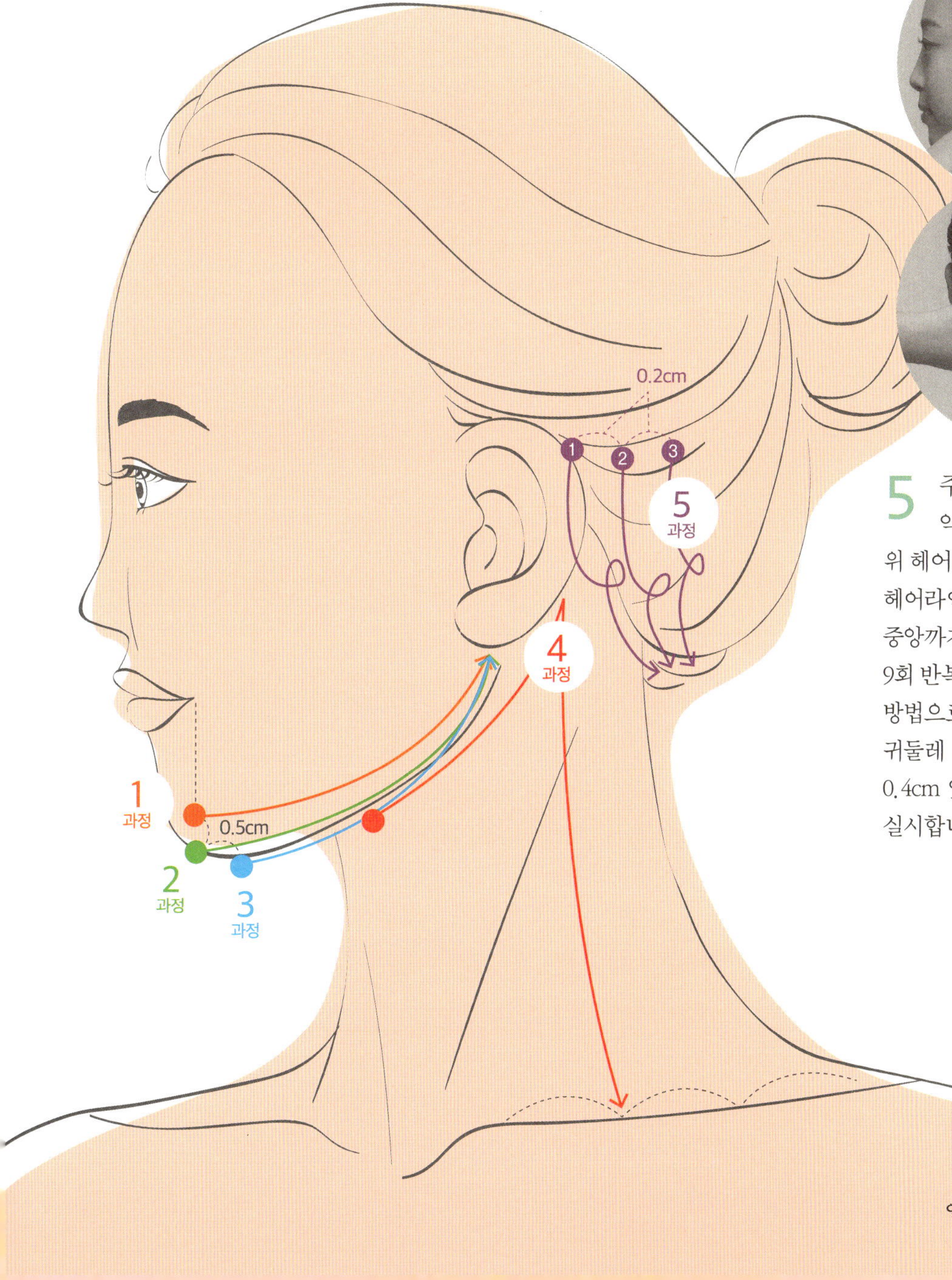

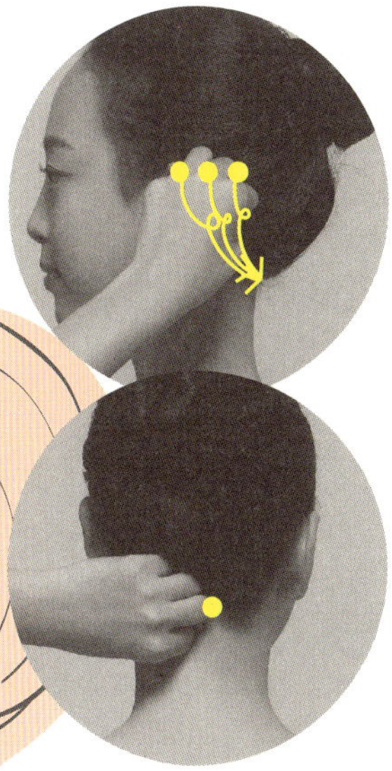

5. 주먹을 쥐고 중지, 약지의 마디를 귀둘레 위 헤어라인에 갖다 댄 다음 헤어라인을 따라 뒷목 헤어라인 중앙까지 둥글리며 내려줍니다. 9회 반복한 뒤 반대쪽도 같은 방법으로 실시합니다. 이어서 귀둘레 위 헤어라인의 0.2cm, 0.4cm 옆에서도 같은 방법으로 실시합니다.

소요시간
1세트 3~5분

2
이중턱 없애기

이중턱의 주요 원인은 크게 노화, 유전, 식습관, 구부정한 자세 총 4가지로 볼 수 있습니다. 그렇기에 나이가 어린 사람들 중에도 이중 턱인 경우를 종종 찾아볼 수 있는데요. 식습관 및 자세를 조절해주시면서 하루 3~5분만 관리를 해주면 이중턱을 제거하여 날렵한 턱선을 가질 수 있습니다.

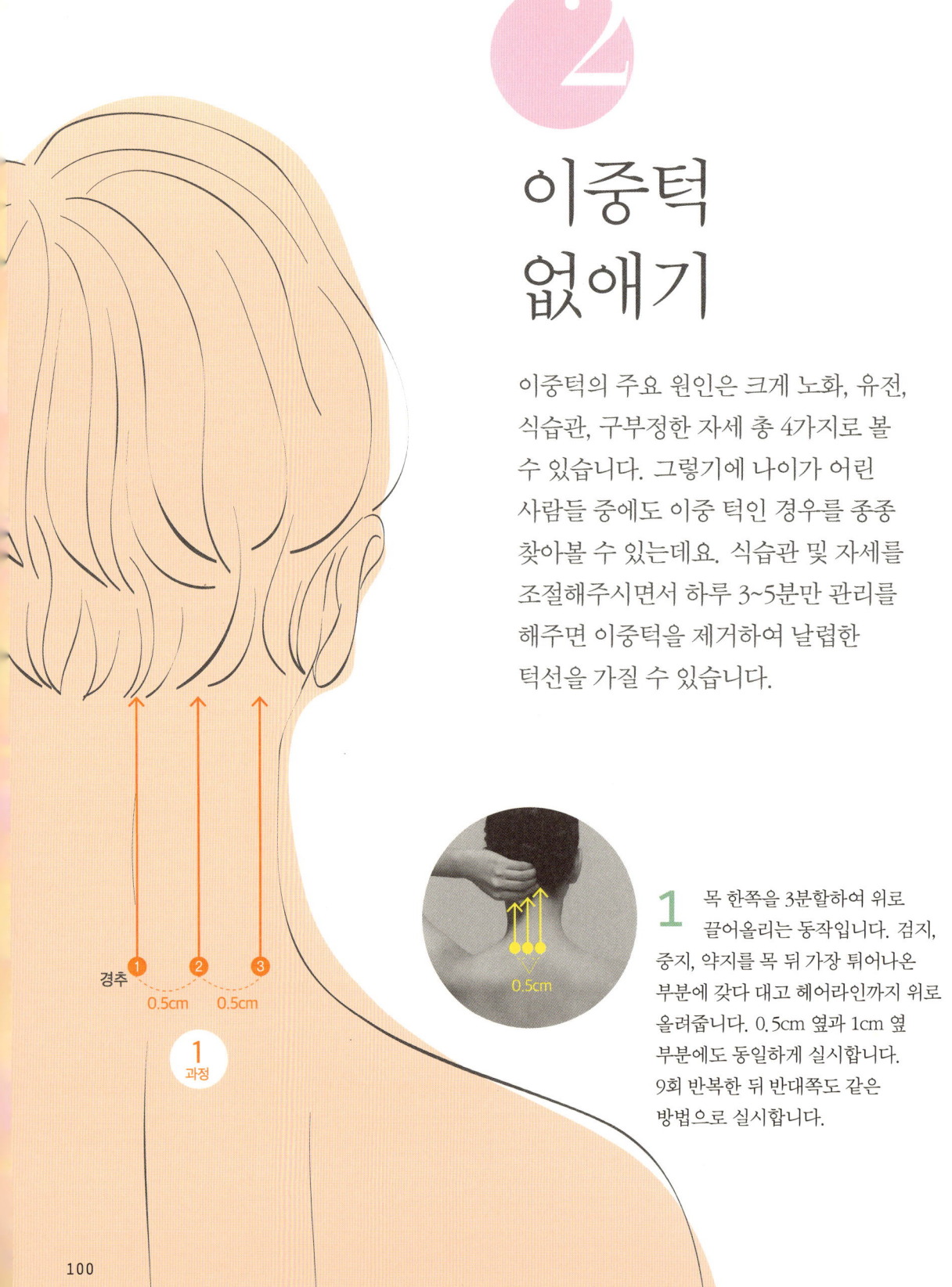

1 목 한쪽을 3분할하여 위로 끌어올리는 동작입니다. 검지, 중지, 약지를 목 뒤 가장 튀어나온 부분에 갖다 대고 헤어라인까지 위로 올려줍니다. 0.5cm 옆과 1cm 옆 부분에도 동일하게 실시합니다. 9회 반복한 뒤 반대쪽도 같은 방법으로 실시합니다.

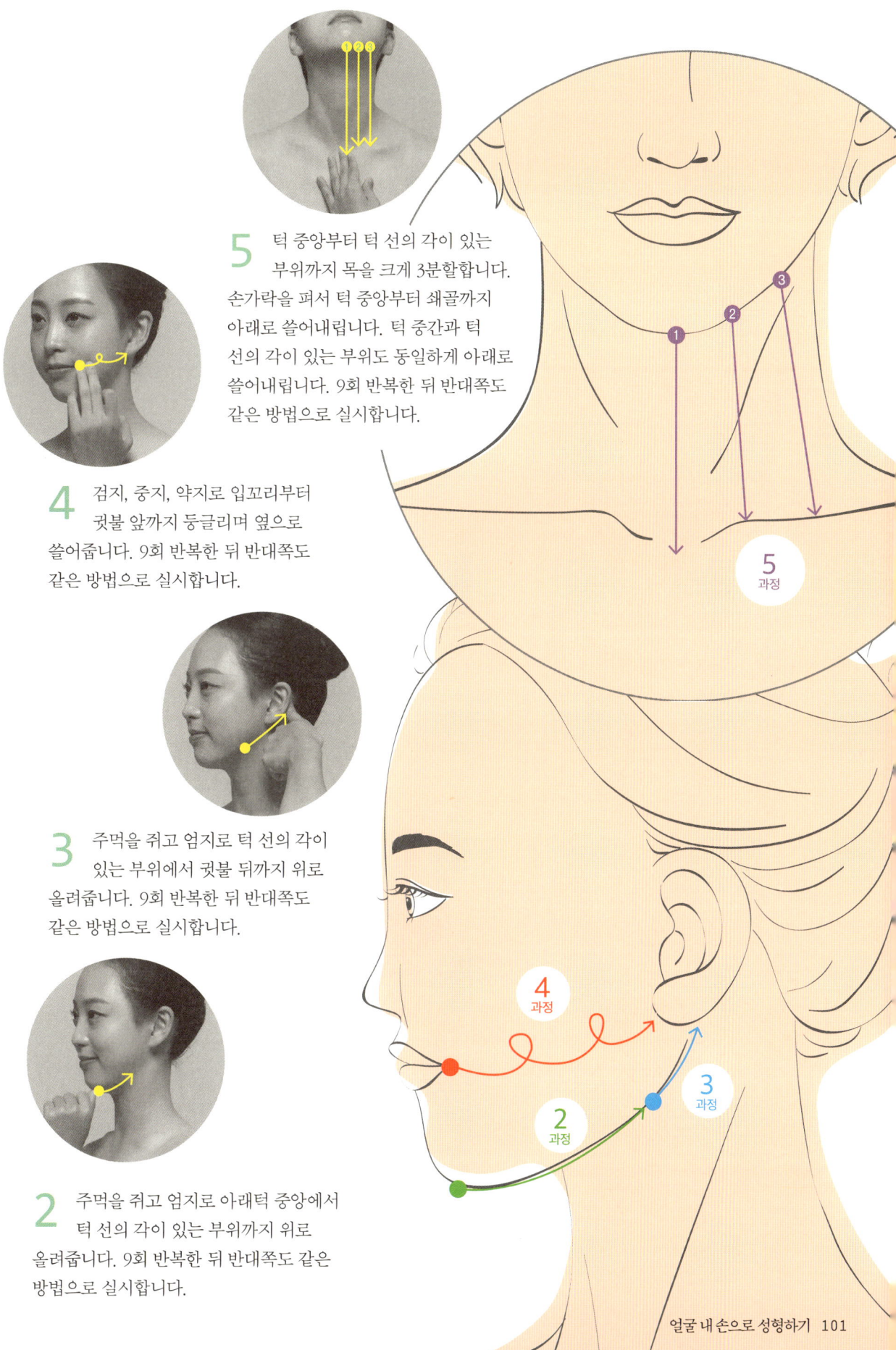

5 턱 중앙부터 턱 선의 각이 있는 부위까지 목을 크게 3분할합니다. 손가락을 펴서 턱 중앙부터 쇄골까지 아래로 쓸어내립니다. 턱 중간과 턱 선의 각이 있는 부위도 동일하게 아래로 쓸어내립니다. 9회 반복한 뒤 반대쪽도 같은 방법으로 실시합니다.

4 검지, 중지, 약지로 입꼬리부터 귓불 앞까지 둥글리며 옆으로 쓸어줍니다. 9회 반복한 뒤 반대쪽도 같은 방법으로 실시합니다.

3 주먹을 쥐고 엄지로 턱 선의 각이 있는 부위에서 귓불 뒤까지 위로 올려줍니다. 9회 반복한 뒤 반대쪽도 같은 방법으로 실시합니다.

2 주먹을 쥐고 엄지로 아래턱 중앙에서 턱 선의 각이 있는 부위까지 위로 올려줍니다. 9회 반복한 뒤 반대쪽도 같은 방법으로 실시합니다.

소요시간
1세트 3~5분

긴 턱
줄이기

동안의 절대적인 요소가 바로 턱이 작고 짧은 형태인데요. 긴 턱은 유전의 영향도 있지만, 평소 내가 고개를 들고 다니는 습관이 있거나 뒤통수쪽에 두통이 있는 경우, 저작운동을 잘 안하고 삼키는 간편한 음식을 즐겨 먹었다면 긴 턱을 억지로 만들고 있을 수 있습니다. 골근테라피로 긴 턱을 줄여 이상적인 얼굴비율로 만들어 노안에서 동안으로 변신해보세요.

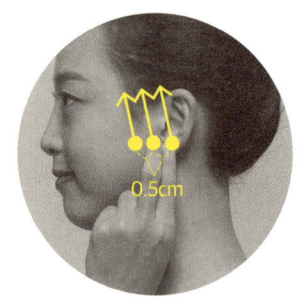

2 약지, 중지로 귓불 앞에서 귓바퀴뿌리 앞까지 밀어올립니다. 귓불 앞에서 얼굴 방향으로 0.5cm 이동하여 귀 위까지 올려줍니다. 귓불 앞에서 얼굴 방향으로 1cm 이동하여 귀 위까지 올려줍니다. 9회 반복한 뒤 반대쪽도 같은 방법으로 실시합니다.

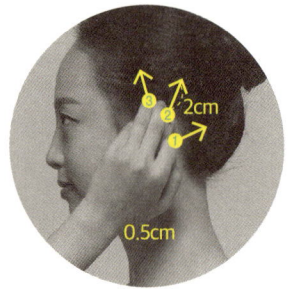

1 귀둘레 위부터 귀둘레 중앙까지 3분할합니다. 검지, 중지를 귀둘레 위에 갖다 대고 2cm 뒤로 밀어줍니다. 다른 지점도 동일하게 2cm 뒤로 밀어줍니다. 9회 반복한 뒤 반대쪽도 같은 방법으로 실시합니다.

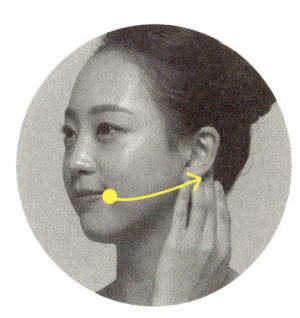

3 검지, 중지, 약지로 입꼬리부터 귓불 뒤까지 옆으로 쓸어줍니다. 9회 반복한 뒤 반대쪽도 같은 방법으로 실시합니다.

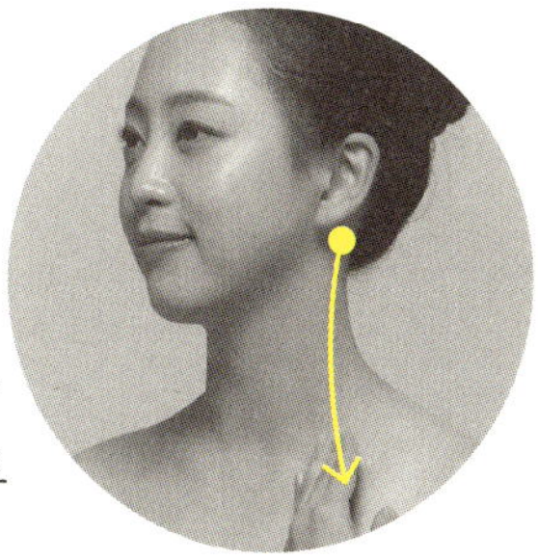

4 검지, 중지, 약지 전체를 이용하여 귓불 뒤에서 쇄골 위 1/3지점(터미누스)까지 아래로 쓸어내려줍니다. 9회 반복한 뒤 반대쪽도 같은 방법으로 실시합니다.

얼굴 내 손으로 성형하기

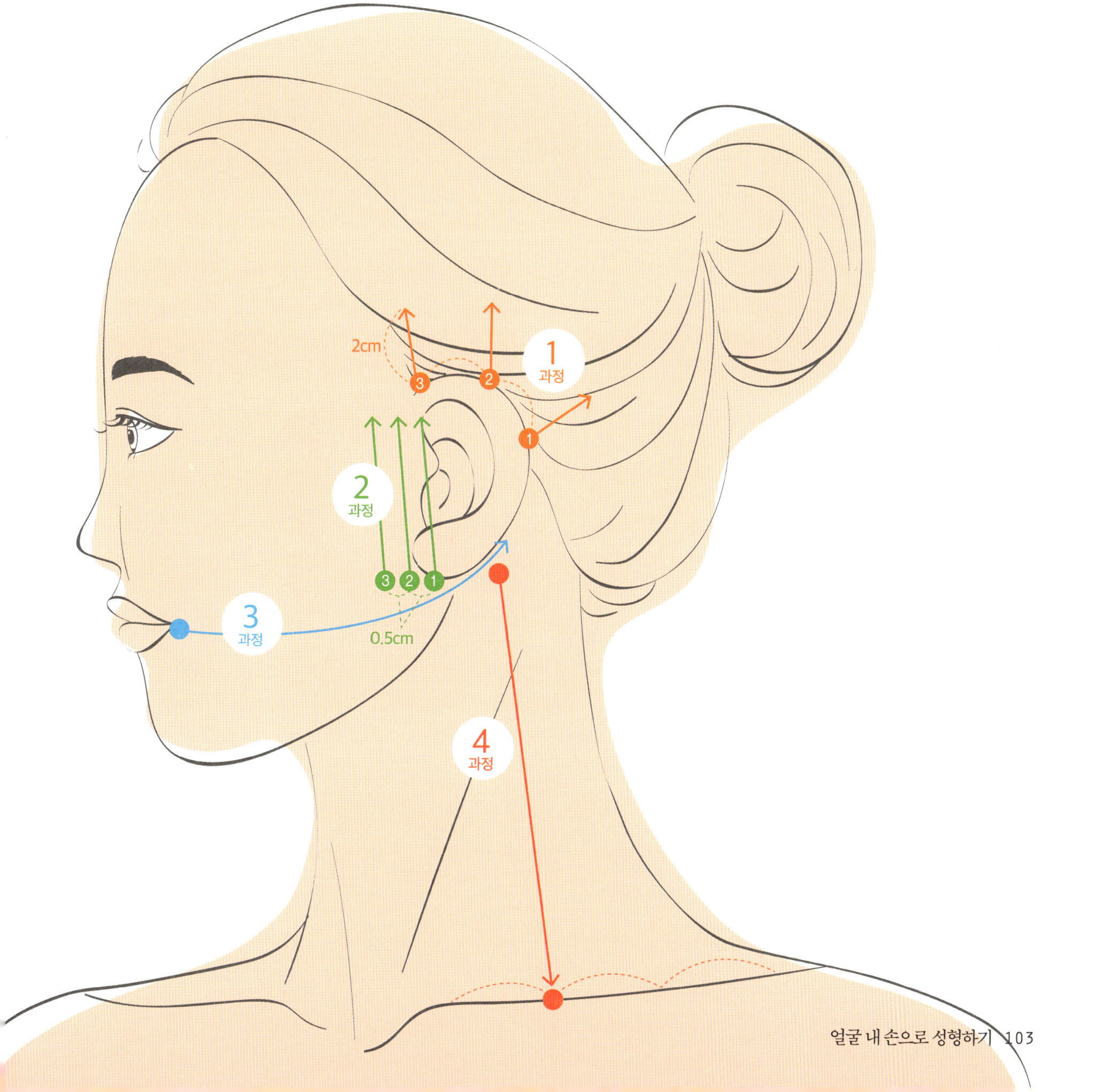

소요시간
1세트 3~5분

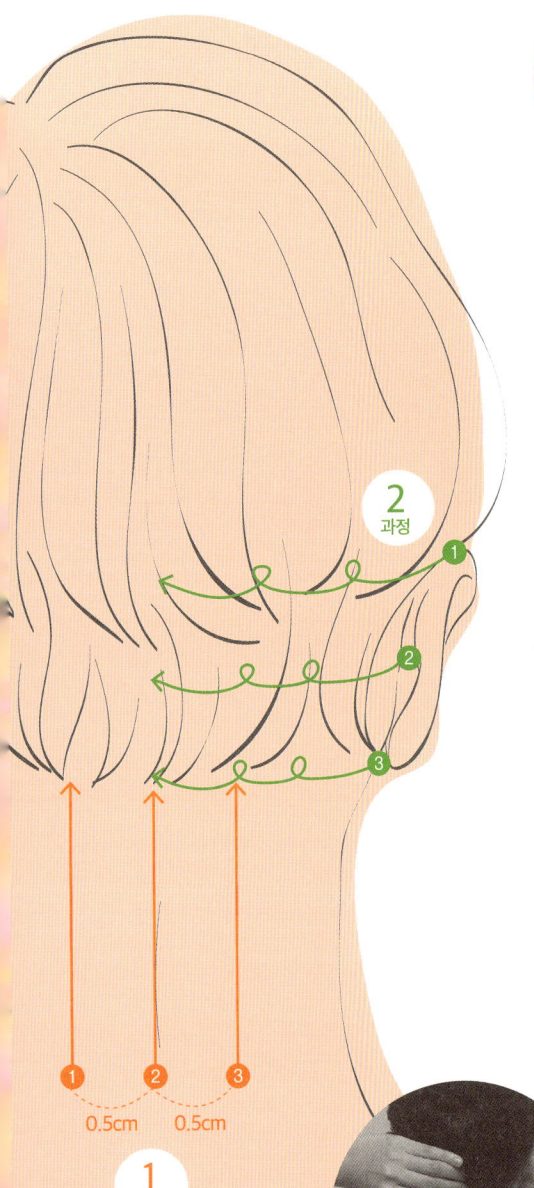

④ 주걱턱 관리하기

주걱턱은 아래턱이 과도하게 발달하여 상하악의 교합이 맞지 않는 부정교합일 경우에도 나타 납니다. 또한 턱 끝이 유난히 뾰족하게 나와 나의 이미지 관리에 부 적절한 영향을 미치기도 합니다. 주걱턱은 외모적인 스트레스와 함께 저작운동을 방해하고, 발음장애등의 기능적인 결함으로도 나타날 수 있습니다. 턱끝이 부드러워 지며 아래턱이 들어가 어느 각도에서도 내 얼굴형과 조화를 이루는 단정한 턱선을 만들어보세요.

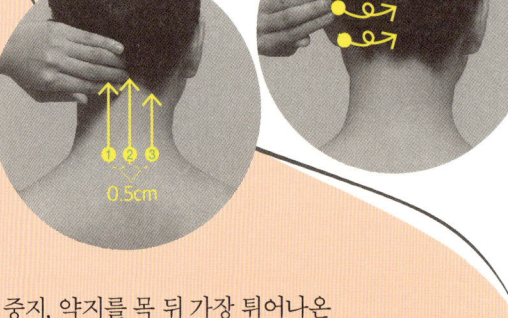

1 검지, 중지, 약지를 목 뒤 가장 튀어나온 부분 중앙에 갖다 대고 헤어라인까지 일직선 방향으로 올려줍니다. 0.5cm 옆으로 이동해 동일하게 헤어라인까지 올려줍니다. 반대쪽 0.5cm 옆도 같은 방법으로 실시합니다. 9회 반복합니다.

2 귀 뒤를 3분할한 다음 검지, 중지, 약지로 귀둘레 위에서 뒷머리 중앙까지 옆으로 둥글리며 쓸어줍니다. 귀둘레 중앙의 뒤와 귓불 뒤도 동일하게 뒷머리 중앙까지 옆으로 쓸어줍니다. 9회 반복한 뒤 반대쪽도 같은 방법으로 실시합니다.

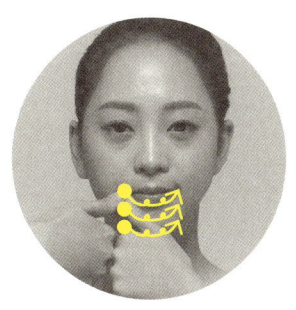

3 입꼬리를 기준으로 아래턱선까지 3분할해줍니다. 한 손 엄지로 입꼬리 옆을 지지한 뒤 반대편 엄지로 입꼬리부터 반대쪽 입꼬리까지 둥글리며 옆으로 쓸어올립니다. 입꼬리 아래와 턱선 위도 동일하게 쓸어올립니다. 9회 반복한 뒤 반대쪽도 같은 방법으로 실시합니다.

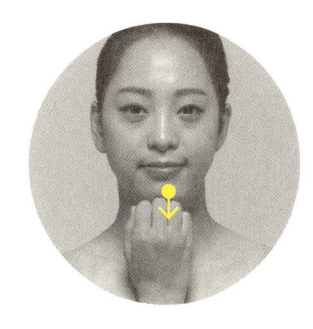

4 주먹을 쥐고 중지, 약지의 마디를 이용하여 튀어나온 턱 부위를 아프지 않게 누르면서 아래로 내립니다. 9회 반복합니다.

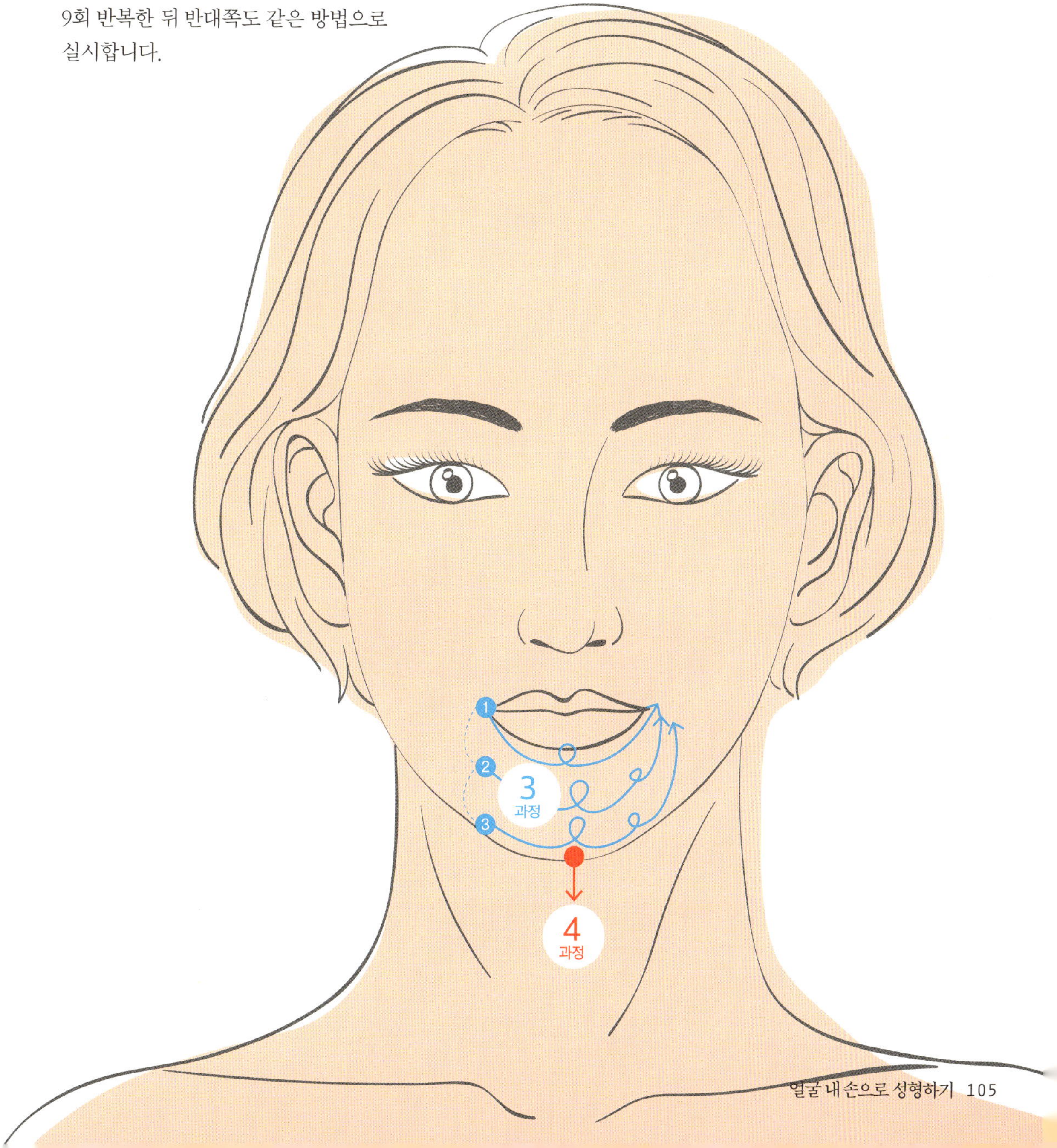

소요시간
1세트 3~5분

처진 볼살 올리기

중력은 우리 몸을 땅으로
잡아 당기는 힘을 말 합니다.
직립보행을 하는 인간은 매일
중력의 영향을 항상 받고 있기에
몸을 포함하여 얼굴 근육의
탄력이 점점 저하됩니다.
안티에이징은 중력으로부터
저항이라고 생각하면 이해가 더
쉬울 수 있습니다. 볼살이 처지면
심술보처럼 보이면서, 입꼬리
또한 함께 내려가 피곤하고
우울한 인상으로 변하게 됩니다.
골근테라피는 이 책을 보시는
분들의 고민이 해결에 많은
도움이 됩니다.
내 손으로 처진 볼살 리프팅
마사지를 통해 속부터 건강하고
탄력있게 만들어주는 마사지를
배워볼까요.

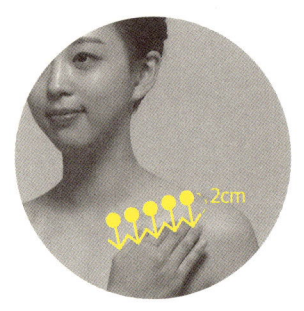

2 고개를 45도로 돌리고 쇄골을 5분할합니다. 검지, 중지, 약지 전체를 이용하여 쇄골 위에서 일직선으로 2cm를 쓸어내립니다. 쇄골 바깥쪽부터 안쪽까지 차례대로 동일하게 2cm를 쓸어내립니다. 9회 반복한 뒤 반대쪽도 같은 방법으로 실시합니다.

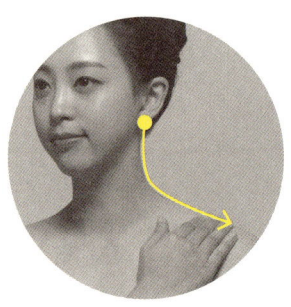

1 고개를 45도로 돌립니다. 귓불 아래부터 귓불 뒤까지 0.5cm 간격으로 3분할합니다. 검지, 중지, 약지 마디 전체를 이용하여 귓불 아래부터 어깨뼈까지 늘려주듯이 옆으로 쓸어내립니다. 9회 반복한 뒤 반대쪽도 같은 방법으로 실시합니다.

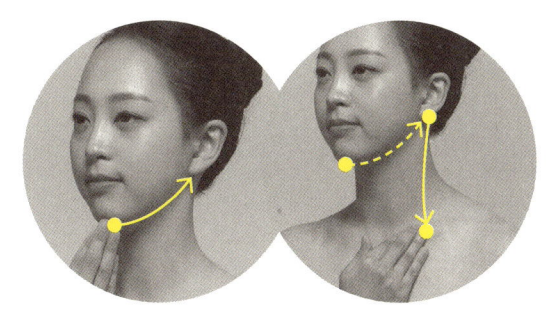

3 손가락을 펴고 검지, 중지, 약지를 이용하여 아래턱 중앙에서 귓불 뒤까지 쓸어올린 뒤 이어서 쇄골 위 1/3지점(터미누스)까지 아래로 쓸어내립니다. 9회 반복한 뒤 반대쪽도 같은 방법으로 실시합니다.

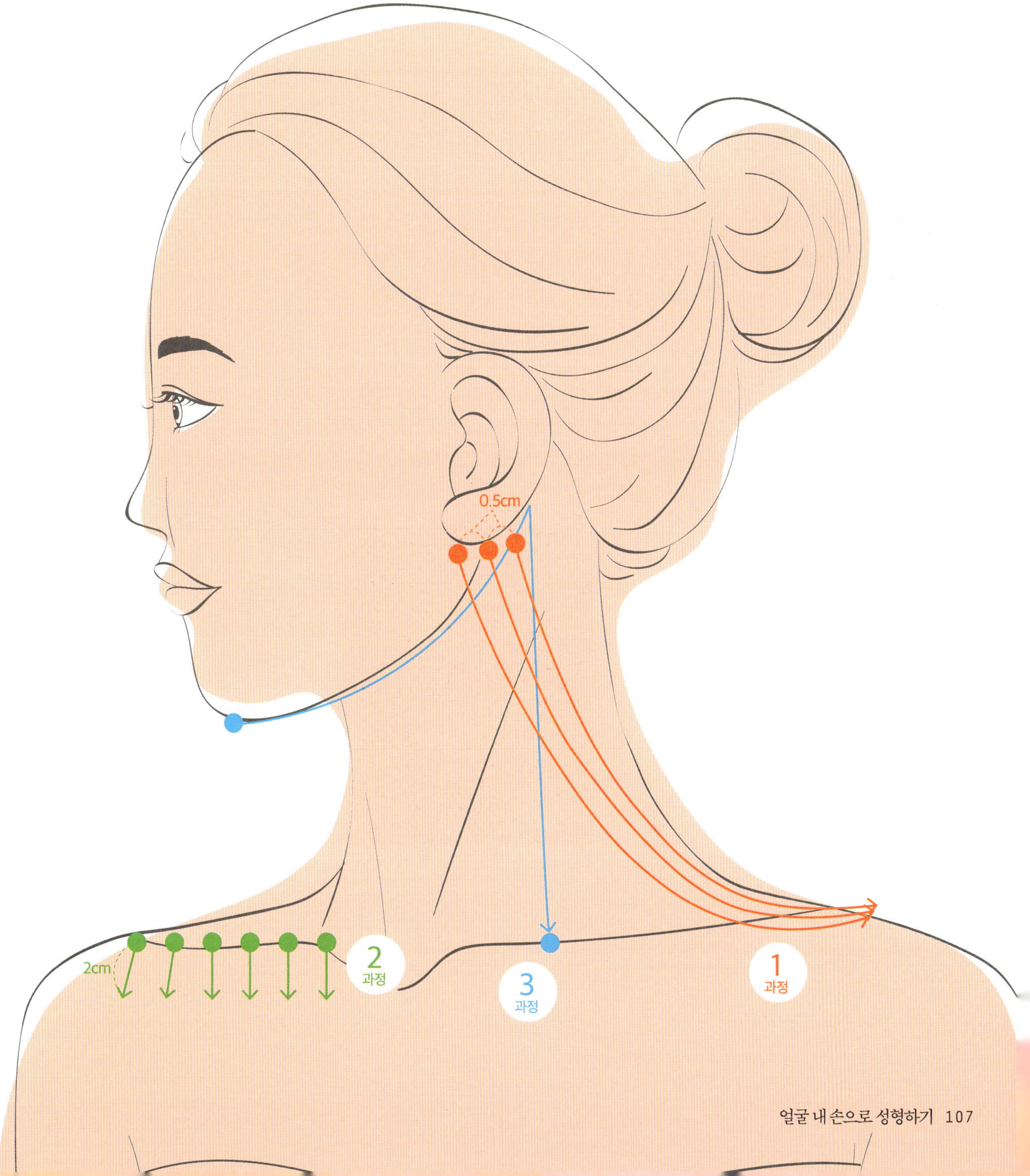

보습, 브라이트닝, 얼굴 축소까지 모두 챙기는 피부 관리 비법

급격한 온도차로 피부장벽이 무너지고 쉽게 건조해지기에 요즘 1일 1팩을 많이 하는 추세죠. 한번 건조해진 피부를 방치하면 피부 탄력저하, 주름이 생기는 원인이 되기에 예방이 필수입니다. 피부도 건강하게 지켜주면서 얼굴 축소까지 도움을 주는 방법을 소개합니다.

SPECIAL PAGE

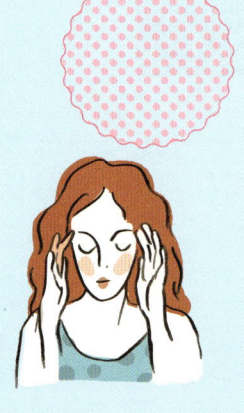

광대 집중 마스크

이중 하이드로겔 원단을 이용하여 피부의 완벽한 밀착력으로 고농축 에센스의 피부 흡수율을 높여주고 피부탄력과 광대 사이즈가 줄어드는데 도움을 줍니다. 광대 집중 마스크는 위뷰티가 유일하게 특허를 가지고 있는 광대팩입니다.

필요한 사람 솟은 광대, 처진 볼살, 옆으로 튀어나온 광대, 푸석한 피부, 울퉁불퉁한 얼굴윤곽라인, 늘어진 피부, 푸석한 피부

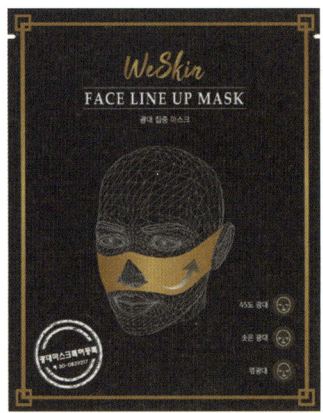

위스킨 제품
156.0mm → 154.3mm 1.7mm감소(1회 20분 착용)

투턱 집중 마스크

이중 하이드로겔 원단을 이용하여 피부의 완벽한 밀착력으로 고농축 에센스의 피부 흡수율을 높여주고 피부탄력과 이중턱으로 흐트러진 얼굴라인 관리에 도움을 줍니다.

필요한 사람 이중턱, 처진 볼살, 각진턱, 심술주머니, 긴얼굴, 푸석한 피부

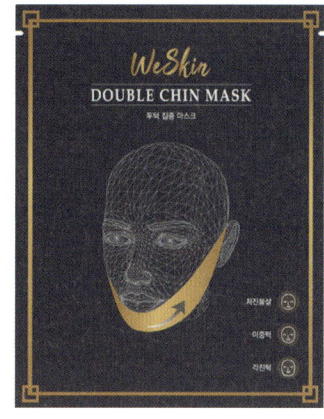

위스킨 제품

125.7mm → 123.3mm 2.4mm감소(1회 20분 착용)

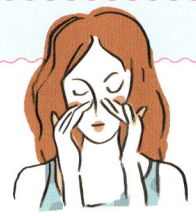

주름패치

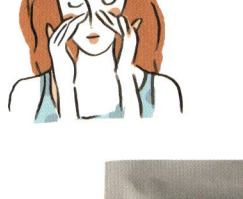

위스킨 제품

기존의 기능성 화장품은 대부분의 효능이 피부에 가로막혀 그 유효성분의 피부 도달률이 1% 미만이며, 피부 각질에만 보습효과가 있어 일시적인 효과가 있을뿐 근본적인 피부개선에는 도움을 주지 못합니다. 위뷰티의 주름패치는 6mm의 마이크로니들이 탄력을 주관하는 피부 깊숙이 도달하여 자기피부의 100배에 달하는 수분을 보존한 히알루론산을 직접 전달하여 뛰어난 안티에이징에 도움을 줍니다. 피부속도 채워주며, 어디에 주름패치를 붙이느냐에 따라 얼굴 축소도 가능하답니다. 여러분도 함께 해보세요.

필요한 사람 주름, 늘어진 피부

SOLUTION · 8

흔하게 하는 말 중에 목이 좋으면 얼굴도 반듯하고 예쁘다는 말이 있습니다. 우리 몸에서 머리와 얼굴을 받치고 있는 목은 유일하게 얼굴과 몸을 연결해주는 통로입니다. 하여 건강하고 반듯한 목은 작은 동안 얼굴의 필수 조건입니다. 목이 틀어지면 얼굴도 함께 틀어지고 그로 인해 편두통이나 두통에도 영향을 줄 수 있습니다. 평소 소홀하게 넘어가기 쉬운 목이죠. 골근테라피로 매일 목이 반듯해질 수 있도록 마사지하여 건강한 목과 함께 얼굴도 함께 예뻐지세요.

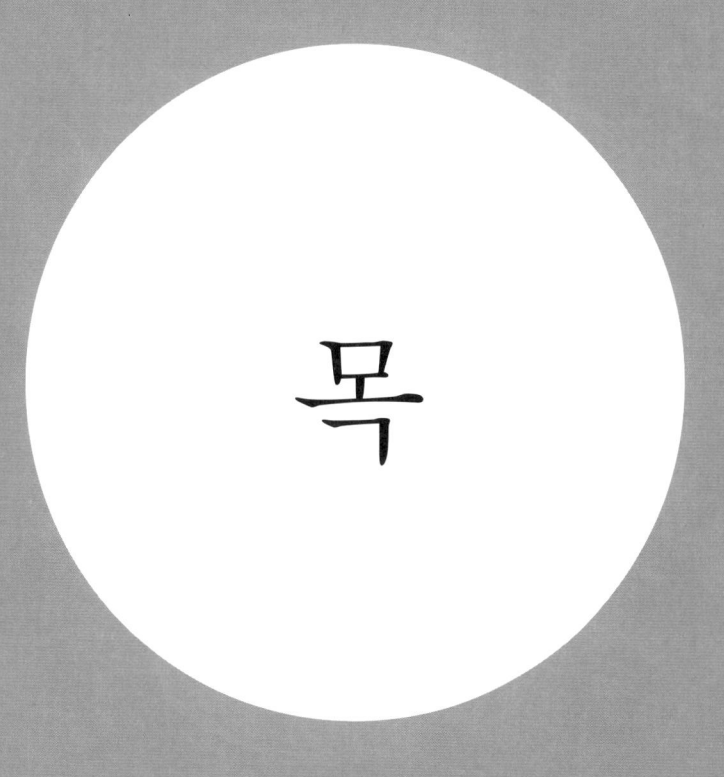

머리
이마
눈
코
광대
입
턱
목

비대칭

붓기

소요시간
1세트 3~5분

목주름 없애기

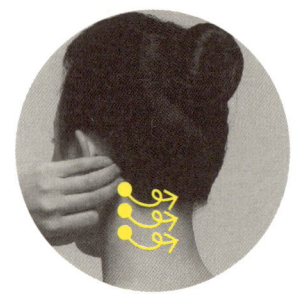

2 뒷머리 제비초리 위 헤어라인부터 0.5cm 간격으로 3분할합니다. 중지, 약지로 손끝을 둥글리며 목뼈까지 옆으로 쓸어줍니다. 0.5cm 아래와 1cm 아래도 동일하게 실시합니다. 9회 반복한 뒤 반대쪽도 같은 방법으로 실시합니다.

주름은 표피에 수분이나 콜라겐이 빠져 나가면서 표정이나 습관에 의해 줄이 생기는 것을 주름이라고 합니다. 남녀노소 누구든지 원하지 않는 주름은 평소 식습관 및 생활습관에 의해 많이 생깁니다. 한 번 생기면 없어지기 어려워 생기기 전에 예방하는 것이 가장 중요합니다. 주름은 각자 생성되는 원인이 다릅니다. 특히 목주름의 시작은 바로 뒷목입니다. 뒷목이 짧고, 목뼈가 반듯하지 못하고 틀어져 있다면 나이와 상관없이 목주름이 생길 수 있습니다. 매일 머리를 감을 때마다 꾸준히 이 동작들을 해주면 목주름이 생기는 것을 예방할뿐 아니라 건강하게 예쁜 목라인도 만들 수 있습니다.

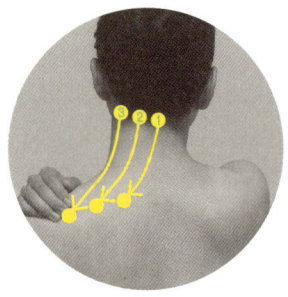

1 뒷목 헤어라인 중앙을 기준으로 해서 0.5cm 간격으로 3분할합니다. 중지, 약지로 헤어라인 중앙에서 어깨뼈까지 아래로 쓸어내립니다. 0.5cm 옆과 1cm 옆도 동일하게 쓸어내립니다. 9회 반복한 뒤 반대쪽도 같은 방법으로 실시합니다.

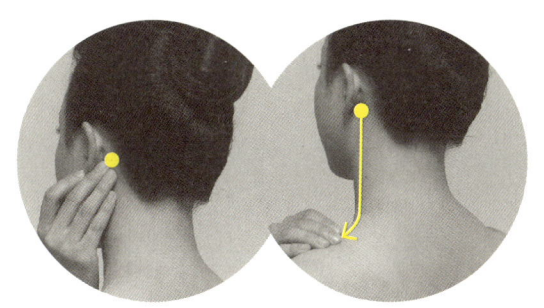

3 중지, 약지로 귓불 뒤부터 어깨뼈까지 아래로 쓸어내려줍니다. 9회 반복한 뒤 반대쪽도 같은 방법으로 실시합니다.

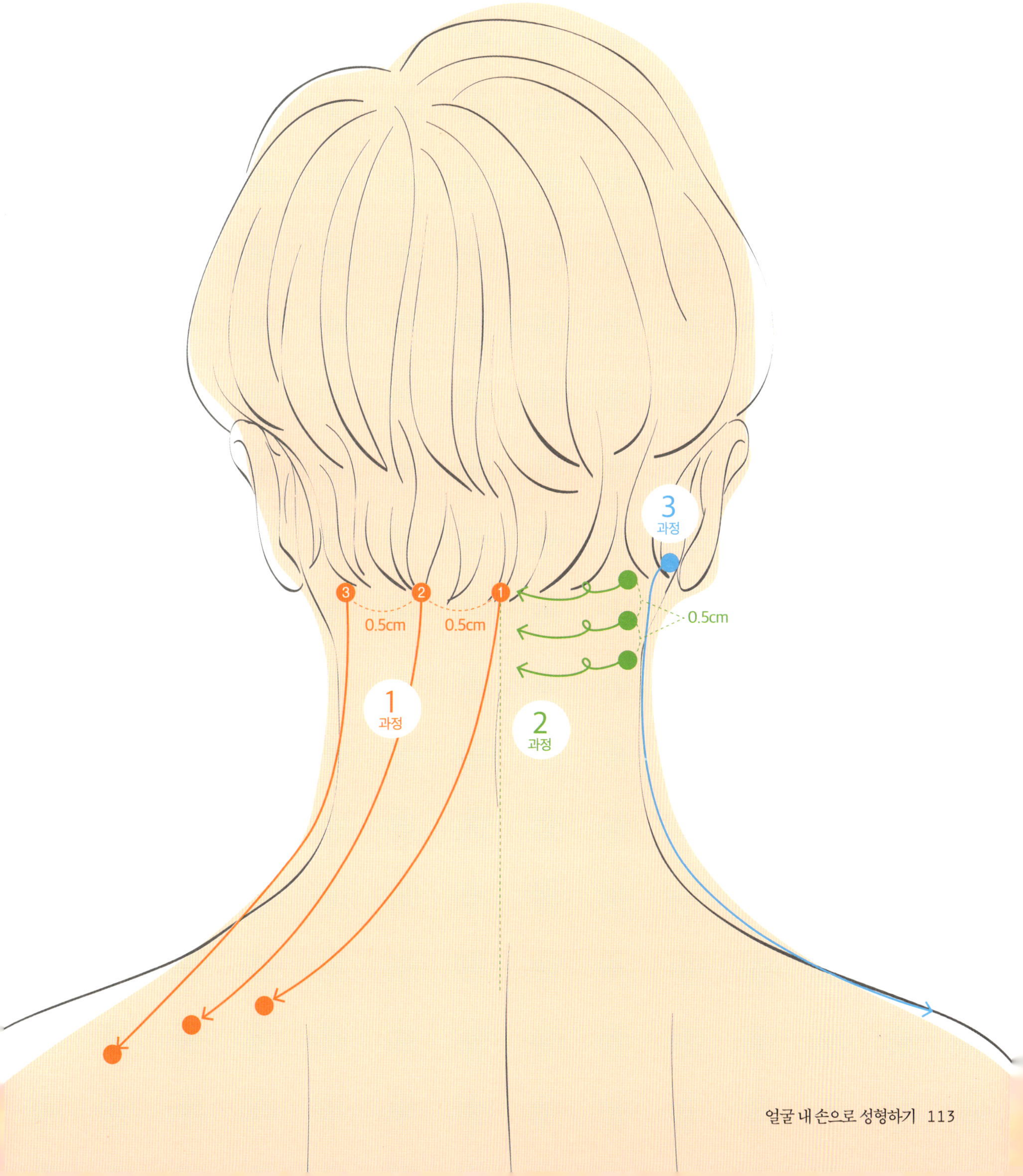

소요시간
1세트 3~5분

가늘고 긴 목선 만들기

뒷목이 두껍거나 두둑하면 외모에서 맵시가 안 사는 것은 물론, 뒷목과 어깨에 통증을 유발합니다. 짧아진 목선을 그대로 방치할수록 만성통증에 시달릴 수도 있기에 피로가 쌓일 때마다 골근마사지로 풀어주는 것이 가장 좋은 방법입니다. 테크닉에 해부학 지식과 경락학 지식을 기초로 만들어진 골근테크닉으로 마사지를 하면 아름다운 목선을 만들 수 있으며 건강한 뒷목, 긴목선과 함께 섹시한 어깨라인을 만드는데 도움이 됩니다.

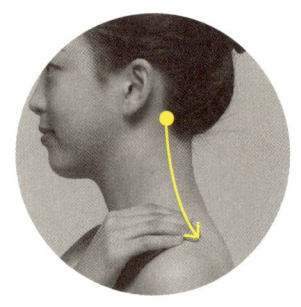

2 귓불 6cm 뒤 헤어라인을 0.5cm 간격으로 3분할합니다. 검지, 중지를 이용하여 어깨뼈까지 아래로 쓸어내립니다. 9회 반복한 뒤 반대쪽도 같은 방법으로 실시합니다.

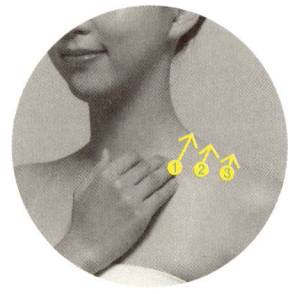

1 쇄골 1/3지점에서 쇄골 끝까지 3분할합니다. 검지, 중지, 약지 전체를 이용하여 일직선으로 어깨 뒤로 쓸어내립니다. 9회 반복한 뒤 반대쪽도 같은 방법으로 실시합니다.

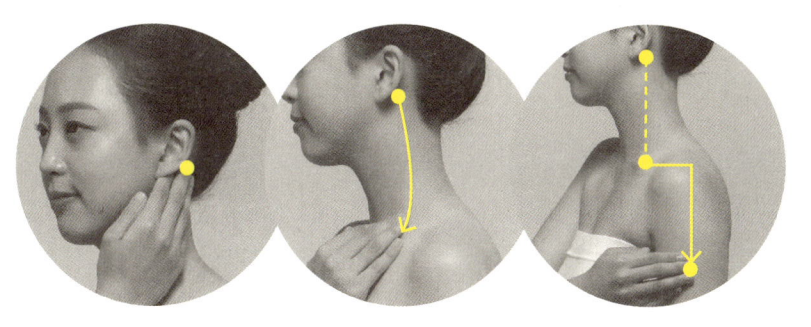

3 손바닥 전체를 이용하여 귓불 뒤에서 어깨뼈를 지나 10cm 위치까지 아래로 쓸어내립니다. 9회 반복한 뒤 반대쪽도 같은 방법으로 실시합니다.

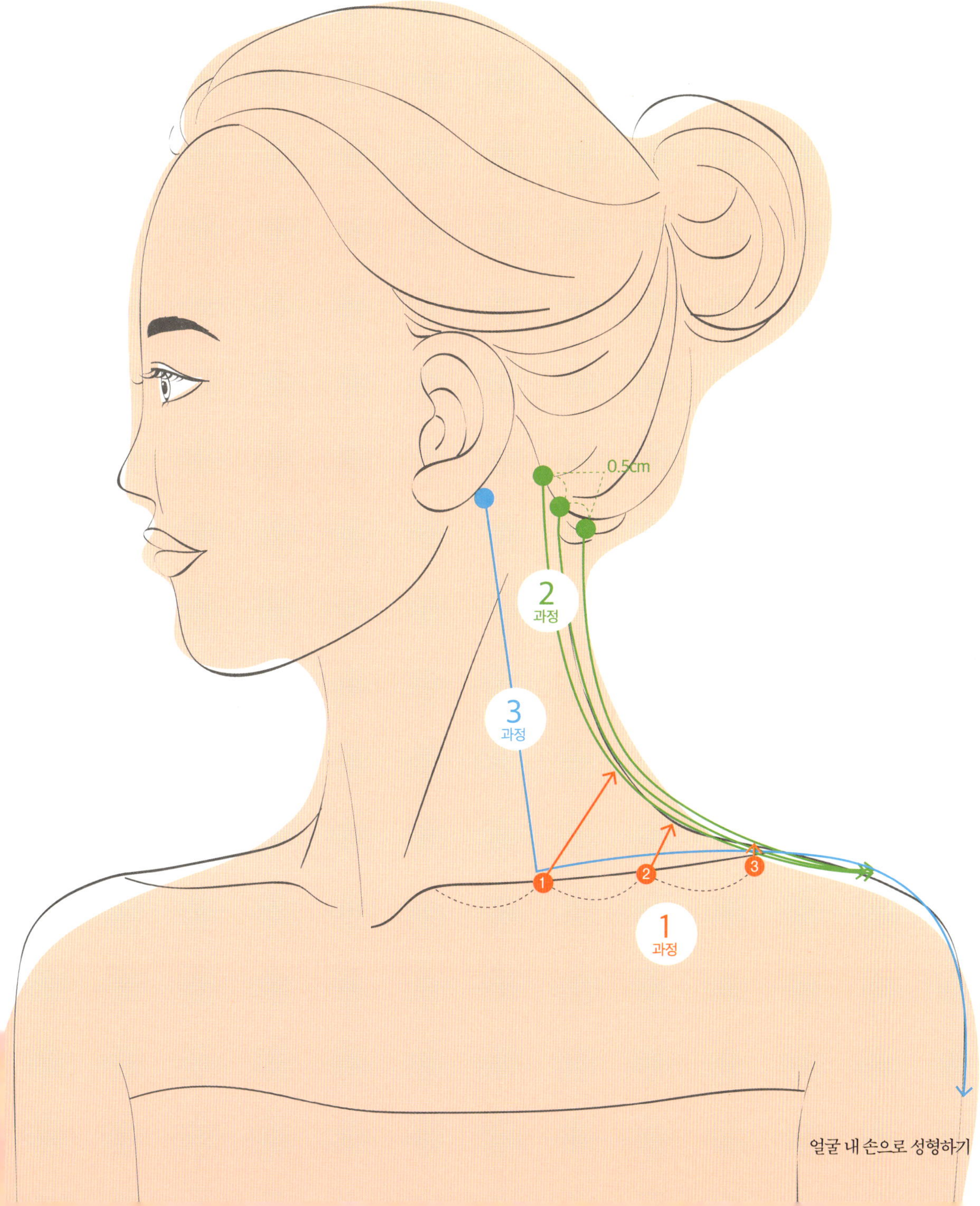

SOLUTION · 9

얼굴은 보이지 않는 신호에 의해 연결되어 있고, 감춘다고 다 감춰지지 않는 것이 우리의 얼굴이며, 내 몸과 연결이 되어 있어 얼굴은 체내기관을 비추는 거울이라고 합니다. 우리 생각 또한 내 얼굴형에 밀접한 연관을 보여주는데요. 반듯한 얼굴은 건강한 몸을 표현해줍니다. 골근테라피로 반듯하게 균형 잡힌 얼굴형이 되면 인체의 오장육부 또한 함께 건강해지는데 도움을 줄 수 있습니다.

비대칭

머리
이마
눈
코
광대
입
턱
목

비대칭

붓기

소요시간
1세트 3~5분

안면 비대칭 교정하기

좌우가 대칭인 사람은 정신 또한 반듯하다고 볼 수 있습니다. 미세하기에 대부분의 사람은 얼굴이 비대칭인지 잘 모르는 경우가 있지만, 어느 정도는 안면 비대칭을 갖고 있습니다. 평소 핸드폰으로 '셀카'를 찍을 때와 남이 찍어준 사진을 비교했을 때 양쪽의 모습이 너무 다르다면 안면 비대칭을 의심해봐야 합니다. 너무 틀어진 경우 건강상으로도 악영향을 미칠 수 있어 조금이라도 의심이 된다면 이 동작들을 꾸준히 따라해주는 것이 좋습니다. 눈, 코, 입 균형 잡힌 이목구비를 만들어보세요.

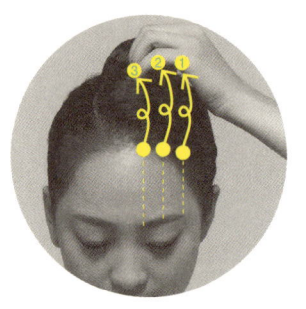

3 눈썹 끝 위의 헤어라인부터 이마 중앙의 헤어라인까지 3분할합니다. 검지, 중지, 약지로 눈썹 끝 위의 헤어라인부터 정수리까지 둥글리며 끌어올립니다. 눈썹 위 헤어라인과 이마 중앙의 헤어라인도 동일하게 정수리까지 끌어올립니다. 9회 반복한 뒤 반대쪽도 같은 방법으로 실시합니다.

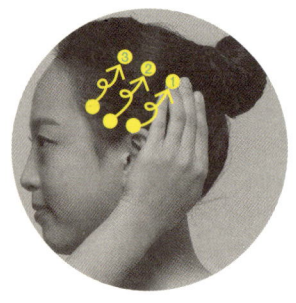

2 귀둘레 위부터 관자놀이까지 3분할합니다. 검지, 중지, 약지로 귀둘레 위에서 옆머리까지 둥글리며 끌어올립니다. 귀둘레 위와 관자놀이 사이도 동일하게 끌어올립니다. 9회 반복한 뒤 반대쪽도 같은 방법으로 실시합니다.

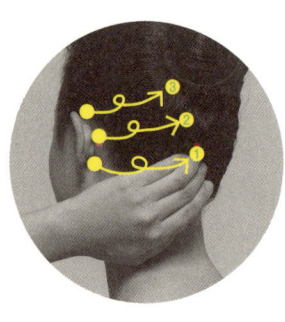

1 귀둘레 위부터 귓불 뒤까지 귀를 3분할합니다. 검지, 중지, 약지로 귓불 뒤부터 뒷목 헤어라인 중앙까지 옆으로 둥글리며 끌어갑니다. 귀둘레 중앙과 귀둘레 위도 동일하게 끌어갑니다. 9회 반복한 뒤 반대쪽도 같은 방법으로 실시합니다.

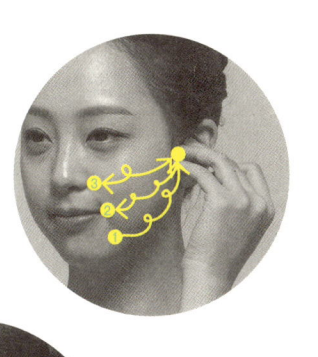

4 입꼬리의 1cm 아래부터 콧방울 옆까지 3분할한 다음 귓바퀴뿌리 앞을 기준으로 둥글리며 끌어올렸다 끌어내리는 동작입니다. 중지, 약지로 귓바퀴뿌리 앞부터 입꼬리의 1cm 아래까지 둥글리며 끌어올렸다 끌어내립니다. 9회 반복합니다. 입꼬리와 콧방울 옆도 같은 방법으로 실시합니다.

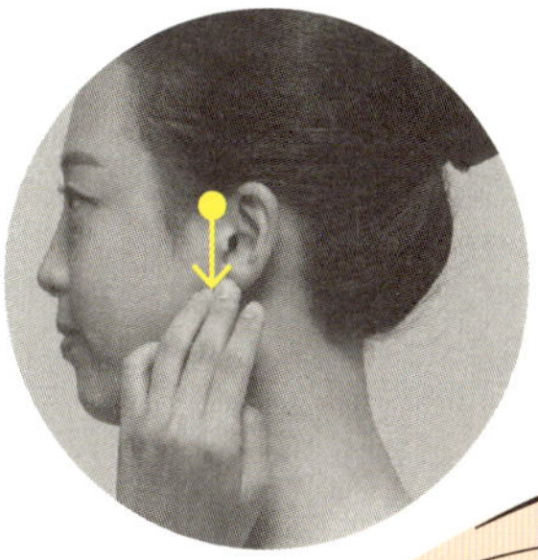

5 중지, 약지로 귓바퀴뿌리 옆에서 귓불 앞까지 일직선으로 쓸어내립니다. 9회 반복한 뒤 반대쪽도 같은 방법으로 실시합니다.

6 중지, 약지로 뒷볼 뒤에서 쇄골 2/3지점까지 아래로 쓸어내립니다. 9회 반복한 뒤 반대쪽도 같은 방법으로 실시합니다.

얼굴 내 손으로 성형하기 119

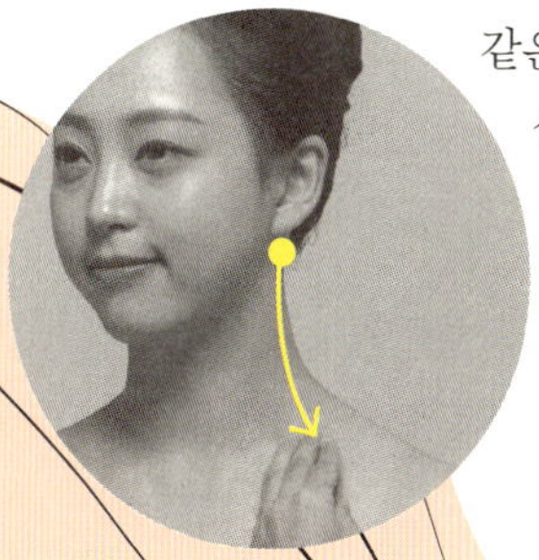

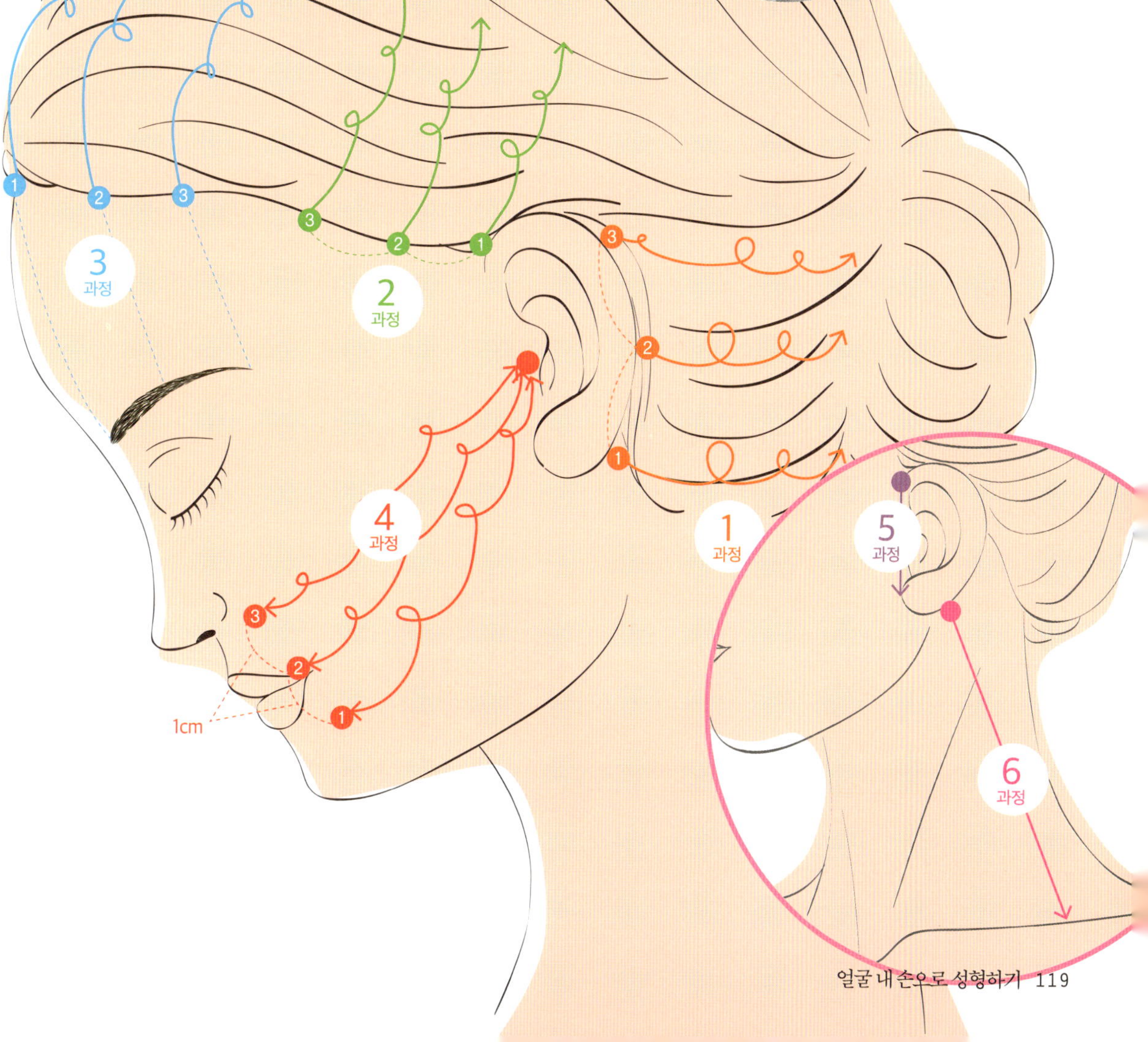

SOLUTION·10

아침이나 저녁에 조금씩 부종이 생기기 시작하면 대부분 '이러다 말겠지'라는 안일한 생각을 합니다. 부종이 시작된다는 것은 '내 몸이 아파요'라고 신호를 보내주는 것입니다. 부종이 3년 이상 지속되면 딱딱해져 살이 된다는 말이 있듯이 우리 몸의 순환의 정체현상이 장기적으로 지속이 되면 얼굴은 자연스럽게 커지고 신체 또한 변화하여 건강상 악영향을 줄 수 있습니다.
골근테라피로 부종이 일어나는 부위를 부드럽게 관리해주면 건강하게 예뻐질 수 밖에 없습니다.

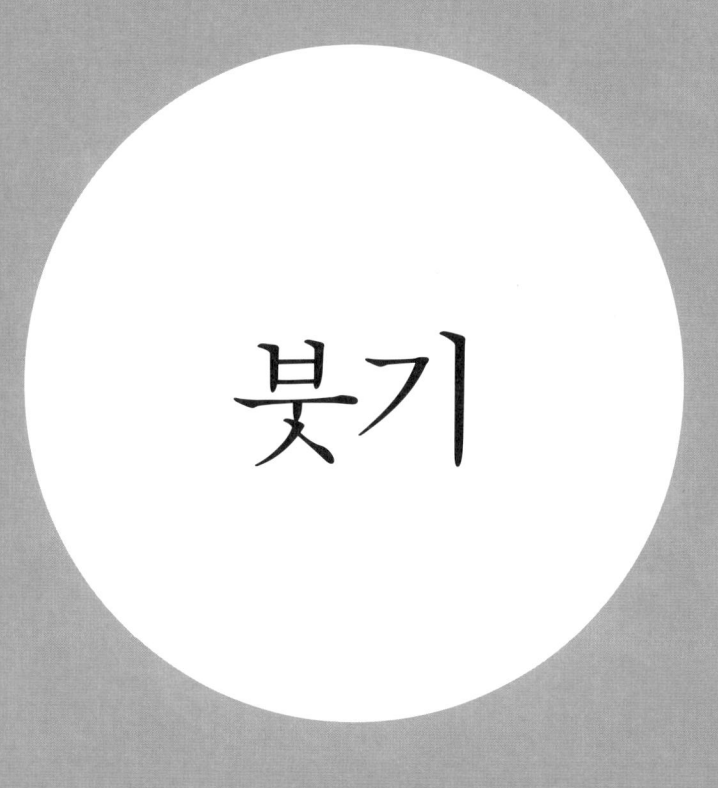

머리

이마

눈

코

광대

입

턱

목

비대칭

붓기

소요시간
1세트 3~5분

1

눈 붓기 빼기

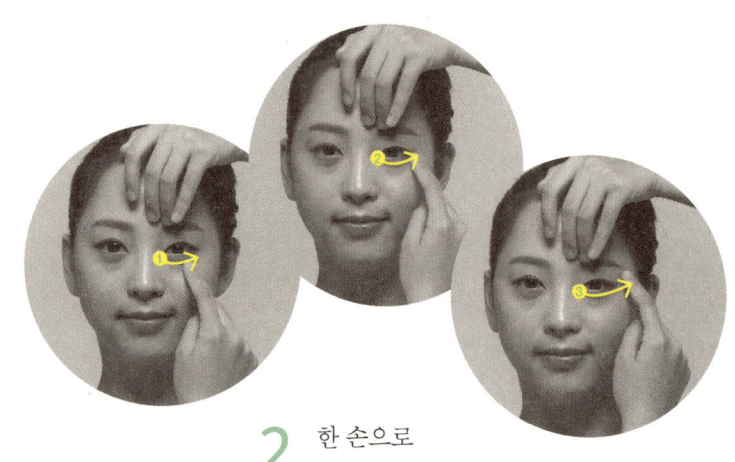

2 한 손으로 눈썹머리를 지지하고 반대편 중지, 약지로 눈머리부터 눈 2/3지점까지 3분할하여 옆으로 쓸어줍니다. 눈머리부터 눈꼬리까지, 눈머리부터 관자놀이까지 동일하게 옆으로 쓸어줍니다. 9회 반복한 뒤 반대쪽도 같은 방법으로 실시합니다.

눈은 잠잘 때 이외에는 언제나 깨어 있습니다. 그만큼 우리 일상에 중요하게 작용을 합니다. 그러나 어떤 일에 집중을 하다보면 우리의 빨간 눈을 발견할 수 있습니다. 일을 많이 하는 만큼 혈액을 많이 요구 하는 눈입니다. 사용을 많이 하는 만큼 노폐물도 많이 발생이 되는데 이 노폐물이 정체 되어 있을 때 붓는 눈을 발견할 수 있습니다. 또한 늦은 시간에 야식을 하거나 폭식을 하여도 눈은 부을 수 있습니다. 우리는 직립 보행 할 수 있게 되어 있는 구조인데 누워서 잠을 자면 위에서 아래로 내려가는 노폐물 배출이 잘 안되어 붓는 경우이기도 합니다. 또한 과로를 하거나 스트레스를 받거나 과한 음주를 했을 경우에도 눈은 쉽게 피로해지기 쉽습니다. 다음 날의 집중도를 높여줄 나의 눈을 위해 골근테라피를 선물해주세요. 피로한 눈이 선명하게 맑아지는 것을 느낄 수 있을 것입니다.

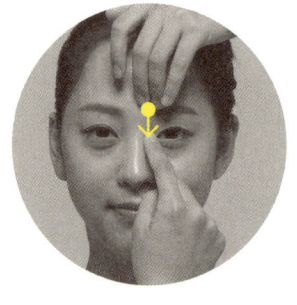

1 한 손으로 눈썹머리 주변을 지지하고 반대편 검지로 눈썹머리부터 눈머리까지 아래로 내려줍니다. 9회 반복한 뒤 반대쪽도 같은 방법으로 실시합니다.

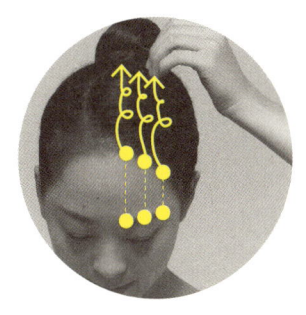

3 눈썹 끝 위의 헤어라인부터 이마 중앙 헤어라인까지 3분할합니다. 검지, 중지, 약지로 눈썹 끝 헤어라인부터 정수리까지 둥글리며 내려줍니다. 눈썹 위의 헤어라인과, 이마 중앙 헤어라인도 9회 반복한 뒤 반대쪽도 같은 방법으로 실시합니다.

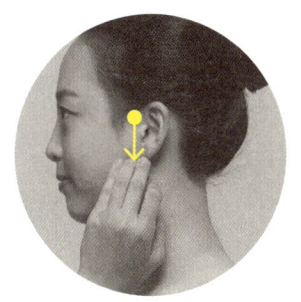

4 검지, 중지로 귓바퀴 뿌리 앞에서 귓불 앞까지 쓸어내립니다. 9회 반복한 뒤 반대쪽도 같은 방법으로 실시합니다.

얼굴 내 손으로 성형하기

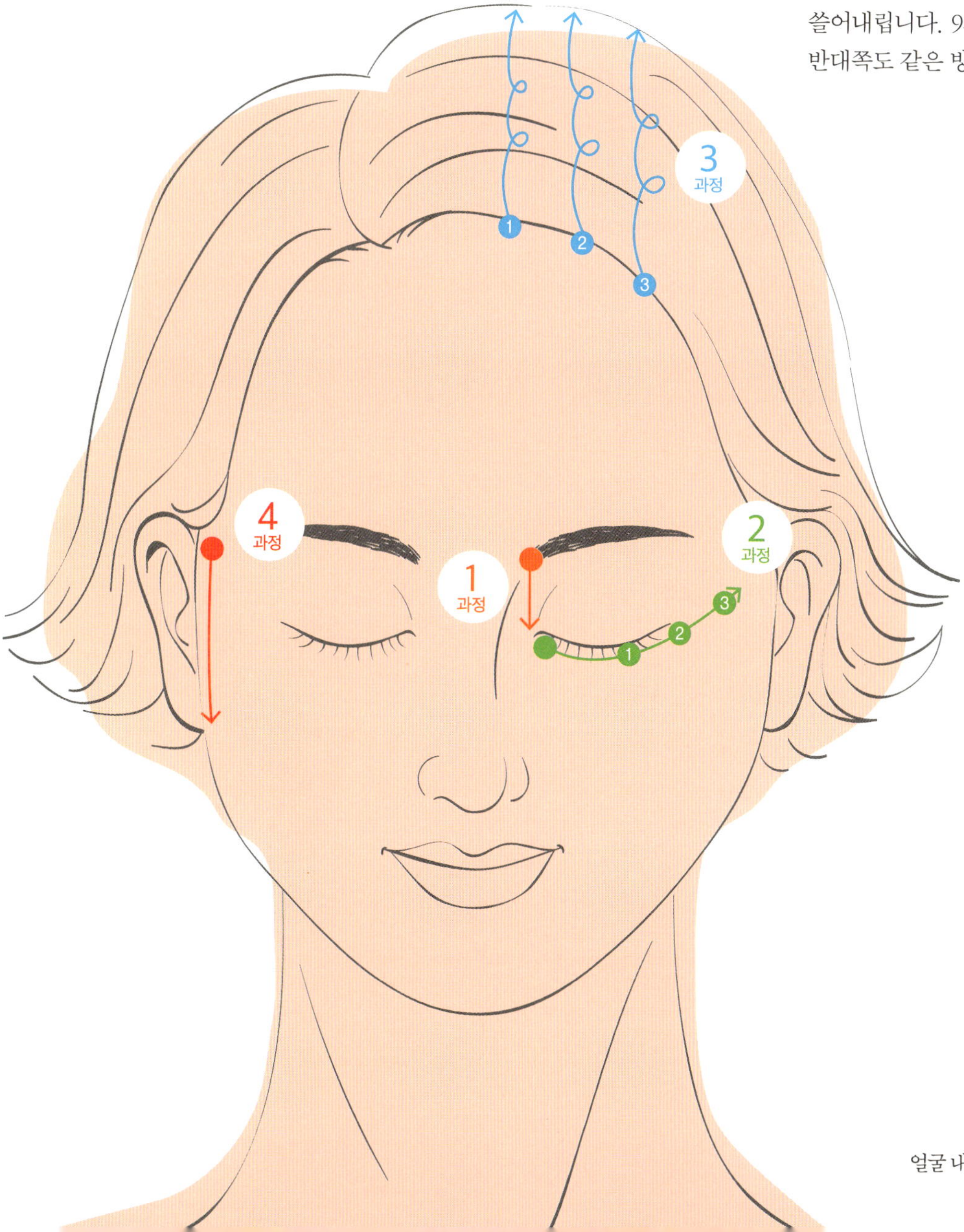

소요시간
1세트 3~5분

2

얼굴 붓기 빼기

유난히 얼굴이 잘 붓는 사람들이 많습니다. 그중에 볼 부분이 주로 아침에 심하게 붓는다면 먹는 습관을 돌아보세요. 얼굴은 대부분 아침에 붓는 경우가 많습니다. 우리가 활동을 하면 붓기가 빠지게 되는데 잔여분의 붓기가 매일 조금씩 남는다면 얼굴은 내가 원하는 이상의 얼굴크기가 되어 있을 수 있습니다. 또한 얼굴 붓기가 심해지면 탄력이 저하되어 아침에 하는 화장도 잘 안받게 되겠죠. 화장하기 전 기초화장품을 바를 때 아주 짧은 시간을 투자해 골근테라피를 해보세요. 매일 상큼하고 발랄한 얼굴로 아침을 열 수 있을 것입니다.

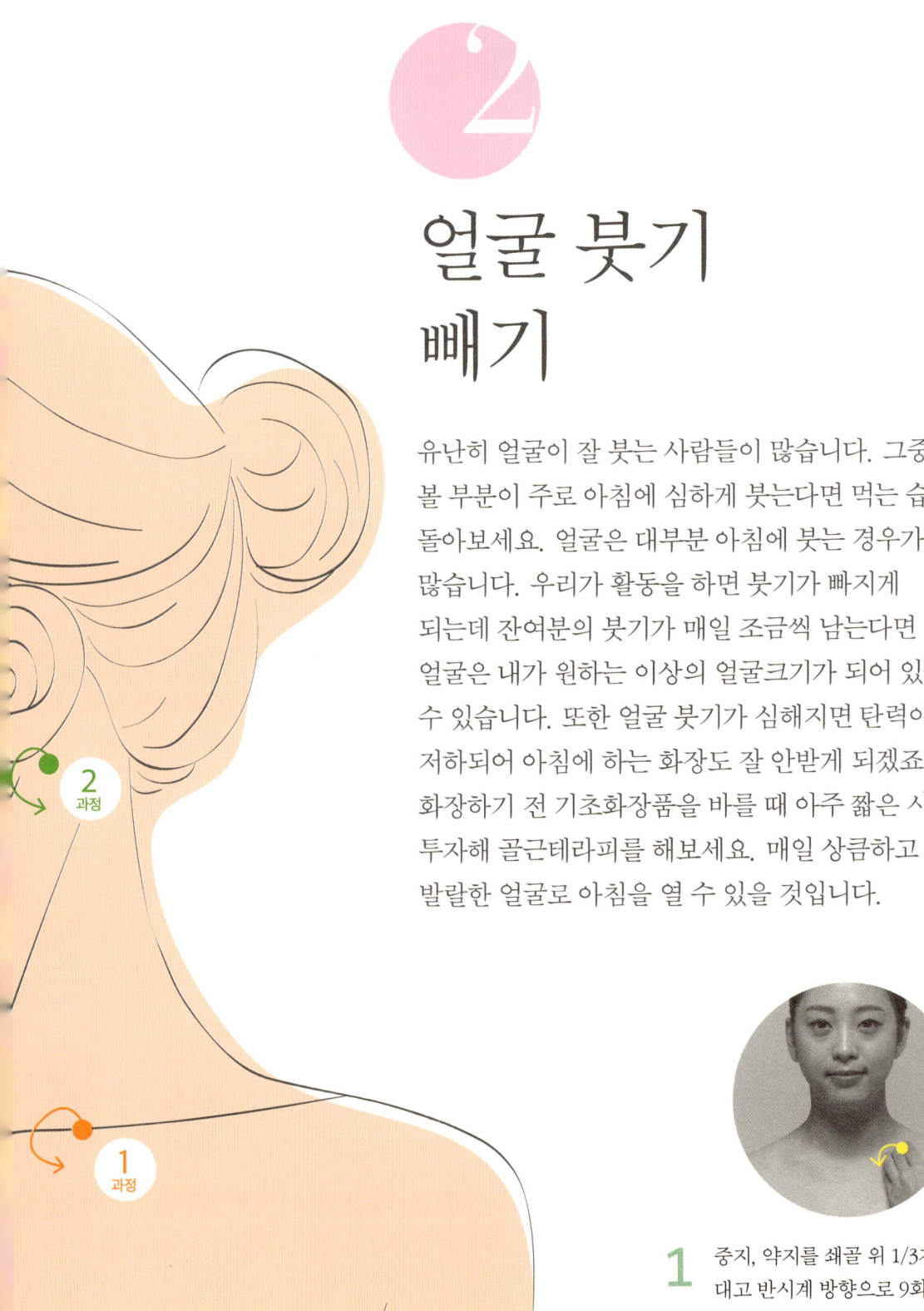

1 중지, 약지를 쇄골 위 1/3지점에 대고 반시계 방향으로 9회 둥글립니다. 반대쪽도 같은 방법으로 실시합니다.

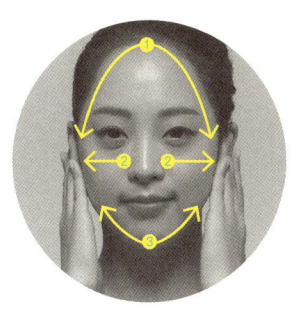

3 검지, 중지, 약지의 마디 전체를 이용하여 이마 중앙 헤어라인부터 귀구슬 앞까지 쓸어줍니다. 코 옆부터 귀구슬 앞까지, 아래턱 중앙부터 귀구슬 앞까지 동일하게 쓸어줍니다. 9회 반복합니다.

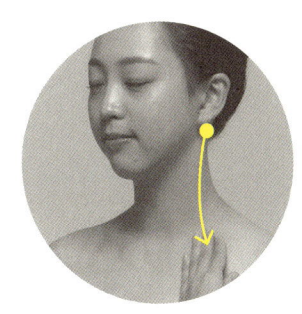

4 검지, 중지, 약지로 귓불 뒤에서 쇄골 위 1/3지점(터미누스)까지 아래로 내려줍니다. 9회 반복한 뒤 반대쪽도 같은 방법으로 실시합니다.

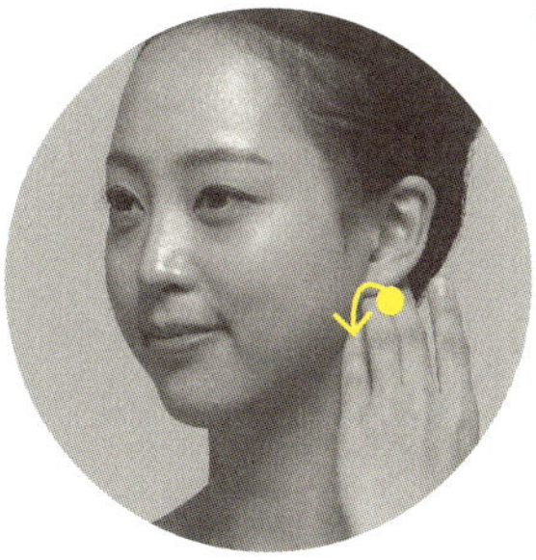

2 중지, 약지로 귓불 뒤에서 반시계 방향으로 9회 둥글립니다. 반대쪽도 같은 방법으로 실시합니다.

얼굴 내 손으로 성형하기

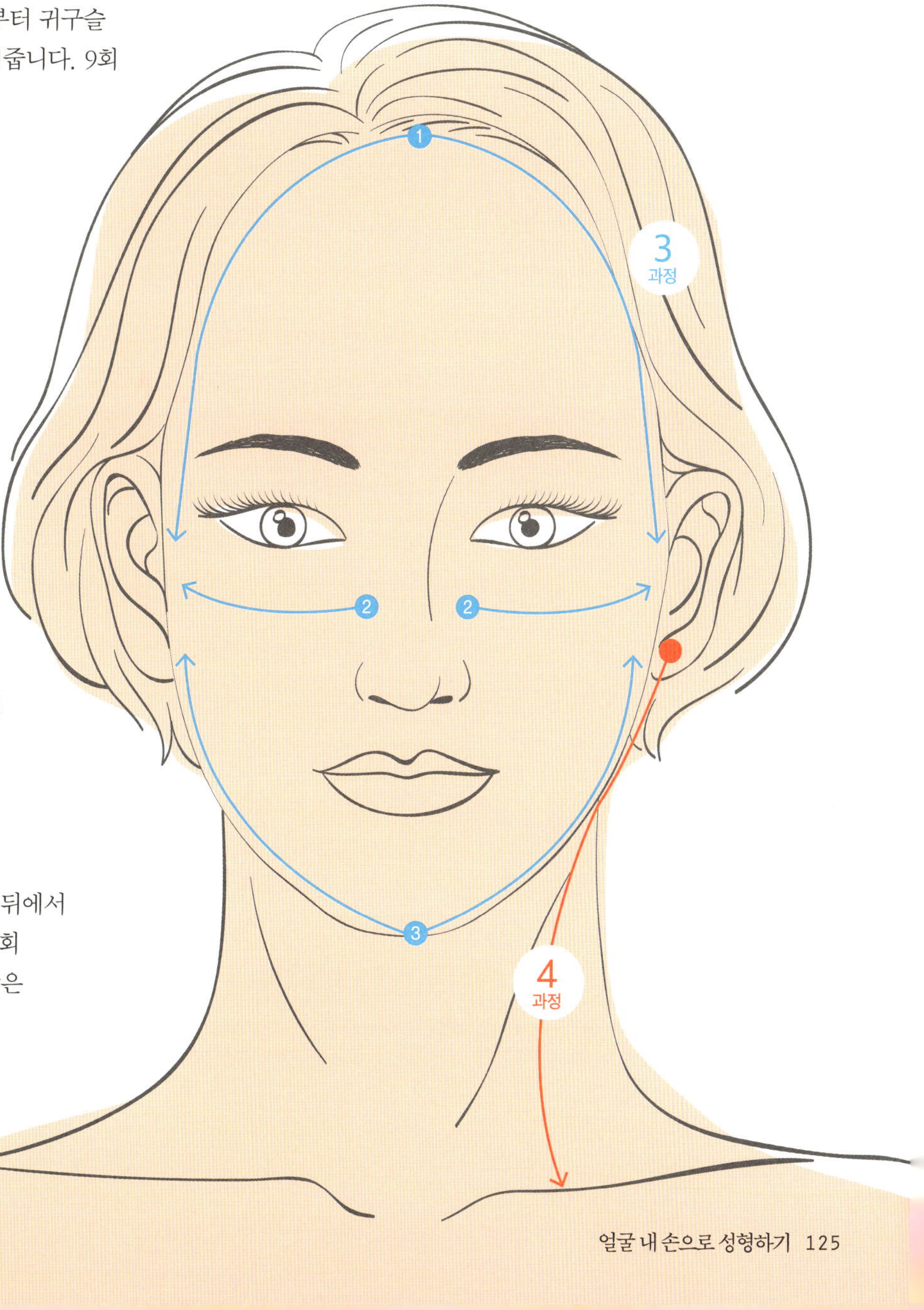

부록

얼굴 축소

작은 얼굴

광대 축소

사각턱 관리

긴 얼굴 관리

비대칭

두상

이중턱

골근테라피 체험기 CASE

Q&A

지점 : 교대점

얼굴 축소

얼굴 축소,
빠르고 효과 있고
유지가 잘됩니다

얼굴이 작아지고 싶어서 인터넷에 얼굴경락을 검색해봤습니다. 후기들을 읽으면서 어디로 가면 좋을까 생각했죠. 위뷰티 역시 후기를 보려고 홈페이지에 들어갔습니다. '여기는 신기하게 사이즈를 측정해주네?' 내 얼굴 사이즈가 어떻게 나올까 궁금했고 책임제로 관리해준다는 문구에 솔깃해져서 우선 상담을 예약했습니다. 상담에서는 얼굴 전체의 디자인을 어떻게 만들어가면 좋을지, 고민되는 부분을 쏙쏙 골라서 얘기해주셨어요.

다른 곳에서도 경락을 받은 적이 있는데 비싼 가격에 비해 지속적인 효과를 본 적이 없어서 불만이었어요. 여기서는 전문적으로 상담해주는 테라피스트님을 믿고 발로 하는 얼굴축소 10회를 시작했습니다.

발로 관리해준다는 게 신선했죠. 처음 관리를 받을 때는 아프지 않을까? 발로 하니 둔하지 않을까? 걱정이 많았는데 오히려 무게감이 있어서 깊은 느낌이 들고 특히 얼굴이 아닌 목부분을 발로 마사지해주니 어깨까지 시원해졌어요.

얼굴이 원래 커서 웬만큼 작아져서는 효과가 있는지 구별을 잘 못했어요. 그런데 반쪽 먼저 관리한 다음 비교해주니 알겠더라고요. 정말 신기하더라고요~ 살이 꽤 있어서 불분명했던 턱선이 전보다 매끄러워졌어요. 광대폭, 이목구비, 턱선까지 손으로 만졌을 때 느낌이 확실히 전보다 줄어들어 폭 감싸이는 느낌이었어요.

10회를 받은 지금은 살이 빠진 거냐, 얼굴이 많이 작아졌다는 소리를 많이 들어요. 항상 얼굴을 가리는 헤어스타일만 했는데 이제는 자주 묶고 다닙니다. 주변에서 예뻐졌다고 한마디씩 해주니 너무 좋아요. 이렇게 효과 있는 곳은 처음이네요. 무엇보다 유지가 잘 되고 있어요.

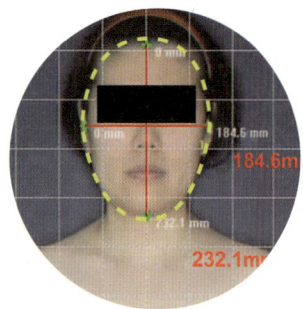

Before

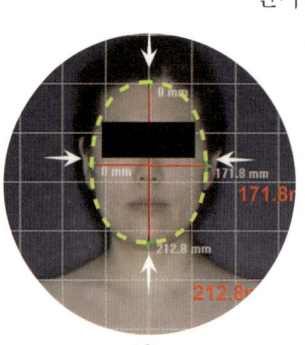

After

지점 : 청담점

작은 얼굴

안면 윤곽수술 대신
위뷰티를
선택했습니다

안녕하세요. 위뷰티 관리를 너무 받고 싶어서 몇 달 동안 돈을 모아 관리받고 있는 위뷰티팬입니다. 전 얼굴폭이 굉장히 넓어서 정말정말 고민이었어요. 얼굴이 벌어졌다고 해야 하나? 그래서 얼굴이 더 크고 동그래보여요. 이목구비, 윤곽이 뚜렷하고 얼굴이 갸름해 보이는 사람들이 정말 부러웠답니다. 얼굴폭을 줄이려고 성형외과 상담을 받기도 했는데 얼굴 골격을 바꾸려면 안면윤곽술을 받아야 한대요. 그리고 윤곽주사랑 필러, 지방이식을 하면 얼굴에 윤곽이 생긴다는데 그건 너무 인위적이고 싫더라구요.(제 친구가 진짜 예뻤는데 괜히 그거 받았다가 망해서요.)

어떻게 해도 내 얼굴형은 못 바꾸겠구나 했는데 이게 무슨 구세주인가요? 인스타에서 '위뷰티'를 딱 발견했지 뭐예요. 제가 팔로우하던 분이 위뷰티에서 관리를 받는다길래 물어봤더니 바로 효과 있다고, 수술 아니고도 진짜 작아진다길래 폭풍검색을 해봤습니다. 후기도 다 하나같이 좋고 측정사진도 찍어주길래 믿음이 가더라구요.

상담부터 받았는데 관리만으로도 충분히 얼굴이 갸름해질 수 있다길래 바로 등록했죠. 제 얼굴의 문제점을 어쩜 그리 콕콕 집어내는지 깜놀했습니다. 담당 테라피스트님도 너무 잘해주시고 직원분 모두 다 친절하셔서 갈 때마다 기분 좋아요! 처음엔 눌러서 들어가게 하나 생각했는데 진짜 얼굴이 커진, 벌어진 원인을 찾아서 거기에 맞게 관리해줘요. 얼굴 전체에 자연스럽게 윤곽 생기면서 예뻐지니까 자신감이 들더라고요. 특히 다음날 화장할 때 달라진 게 보여요! 훨씬 갸름해진 느낌.

그리고 제가 두통이 있고 목, 어깨도 항상 결렸는데 그거마저 좋아졌어요! 신기방기합니다.

실제로도 느꼈지만 측정사진으로 비교해보니까 바뀐 걸 확실히 알 수 있어서 더 믿음이 갔고 반했습니다. 저처럼 고민하는 분들은 어떻게 해서든 한 번 받아보세요. 성형이나 시술로 할 수 있는 게 아니에요. 이건 꼭 받아야만 하는 좋은 관리에요!

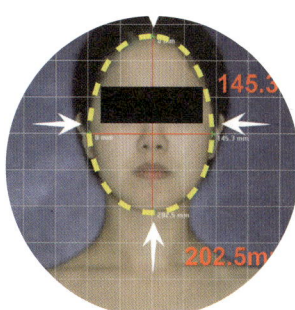

Before   After

지점 : 청담점

광대 축소

매끈한
얼굴선으로
다시
태어났습니다

넙데데한 얼굴형이 정말 마음에 들지 않았습니다. 저도 남들처럼 갸름한 달걀형 얼굴이었으면 좋겠는데 광대 때문에 동그란 얼굴형이 싫었어요. 지인들에게 종종 광대 때문에 고민이라고 하소연하면 그게 뭐가 고민이냐는 듯이 말해서 혼자 속앓이만 계속 했죠. 광대 때문에 시술이나 수술도 알아봤지만 부작용 때문에 망설여졌어요. 결국 눈팅만 하고 말았죠. 그러다 연관검색어에서 수술 없이도 광대가 작아질 수 있다는 걸 봤어요. 굉장히 다양한 브랜드에서 얼굴이 작아지는 관리를 안내하고 있더군요. 왜 이제야 봤을까 후회스러울 정도였습니다. 여러 브랜드숍마다 찾아가서 상담을 받고, 그 중에서도 광대 작아진다는 위뷰티 선택 후에 관리를 시작했어요. 처음 받을 때는 어떻게 뼈가 줄어든다는 건지 의문이 있었어요. 그래도 부작용 없이 작아질 수 있다는 점과 효과가 없으면 다시 돈 돌려준다는 책임제로 운영하며 자신 있게 효과 보여준다고 해서 시작했죠. 반쪽 관리 후에 비교해서 보는데 튀어 나왔던 게 조금 매끈해진 느낌, 막힌 게 뚫린 느낌이랄까 굉장히 가볍고 시원했어요. 관리 받으면서 셀프로 관리하는 방법도 알려주니까 자연스럽게 얼굴에 더 신경을 쓰게 되었죠. 그리고 광대 때문에 거울을 자주 보는데 예전과 다르게 얼굴라인이 점점 매끈해진다는 걸 느꼈습니다. 관리받고 있던 어느 날 사진 찍을 일이 있었는데 전에 찍었던 사진과 비교했을 때 옆광대가 작아지니까 얼굴이 갸름해진 게 보여서 깜짝 놀랐어요. 정말 수술 없이도 광대가 작아지는 게 가능하다는 사실에 놀라웠습니다. 관리 다 받고 안면측정기로 정확하게 수치로 보여주니까 얼만큼 작아졌는지 알 수 있어서 더 신뢰가 갔습니다.
정말 대단한 거 같아요. 저처럼 광대가 고민되는 분들에게 강력 추천드리고 싶어요.

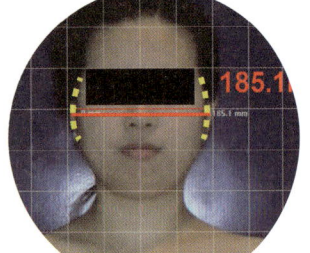
Before

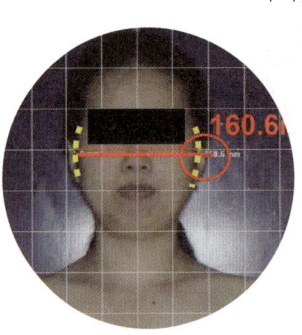
After

지점 : 청주점

사각턱 관리

부작용과
요요 없이
사각 턱
탈출했어요

사각턱 때문에 어릴 때부터 스트레스가 이만저만이
아니었어요. 해결책으로 생각나는 건 양악밖에 없는데 누구나
알다시피 양악은 위험부담이 너무 크잖아요. 뼈를 깎는다는
게 좋은 건 아니죠. 딱딱하거나 질긴 음식은 안 먹으려고 엄청
노력했는데, 제 사각턱은 유전적인 게 훨씬 크더라고요. 이리
보고 저리 봐도 턱이 단단하고 턱 근육이 참 발달되었구나
하고 느꼈어요. 보톡스를 맞은 적도 있는데 효과는 그때뿐이고
얼굴에 약물을 계속 넣는 것도 맘에 걸렸죠. 최대한 안전하게
부작용 없이 턱이 줄어들었으면 하는 마음뿐이었어요.
그러다 친구의 추천으로 골근테라피를 알게 되었죠. 그 친구
덕에 저는 신세계를 경험하고 다른 얼굴을 가지게 되었어요.
처음엔 30회라고 해서서 너무 길다, 언제 다 받지? 정말 받으면
이뻐질까? 고민하고 걱정했는데 한 회, 한 회 꼬박꼬박 받으러
가다 보니 어느새 30회를 다 받았더라고요~ 이렇게 빨리
지나갔나 싶어서 아쉽기까지 했어요!
처음엔 뼈근한 느낌도 들었는데 받을수록 근육이 풀리는
느낌이 들고 단단했던 게 부드러워지면서 정말 턱이 작아진 거
같더라고요! 턱이 안으로 들어간다는 게 신기했어요. 관리 받는
중간에도 비교를 해주셔서 들어가는 줄은 알았지만 얼마나
들어갔는지까지 가늠하긴 힘들었죠. 그런데 마지막에 측정기
사진으로 비교해보니 내 얼굴이 진짜 저랬었나 놀랍더라고요.
턱이 반은 사라진 느낌! 위뷰티의 장점은 부작용도 없고 요요도
없는데~ 효과는 굿이라는 거에요. 사각턱이신 분들에게
강추합니다.

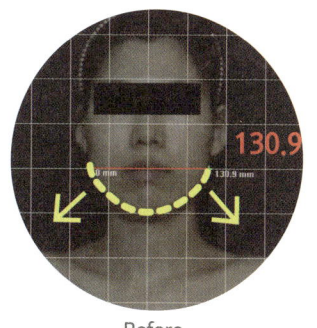

Before

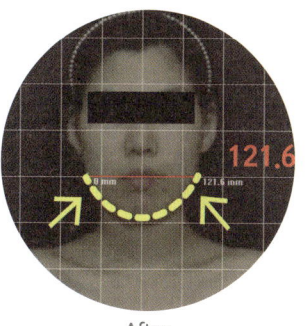

After

지점 : 청담점

긴 얼굴 관리

긴 얼굴이
짧아져서
가리지
않아도 돼요

예전부터 긴 얼굴, 특히 이마와 턱 때문에 고민이 많았습니다. 한창 외모에 관심 많은 학창 시절에는 다이어트하느라 힘들어하는 친구들과는 반대로 볼살을 찌우려고 일부러 밤에 많이 먹고 자곤 했죠. 그런데 살이 찌지 않는 체질이라 원하던 볼살은 안 찌고 속만 불편한데다 엉뚱하게 아랫배만 볼록 나온 이상한 체형으로 학창시절을 보내야 했습니다.
대학생이 되고부터 성형 수술의 유혹에 많이 흔들렸죠. 화장과 성형 수술로 예뻐진 친구들과 비교하면 제가 초라하게 느껴졌거든요. 앞머리로 이마를 가리는 데도 한계가 있어서 결국 성형외과에서 상담을 받아보기도 했죠. 하지만 얼굴을 이마부터 턱까지 줄이는 수술이 따로 있는 것도 아니고 양악 수술은 얼굴 길이 변화에 비해 위험 부담이 너무 크다 싶어서 받아볼 엄두도 못 내고는 나왔습니다.
그러다가 우연히 접한 위뷰티에서 긴얼굴 관리를 받으며 그동안의 고생이 싹 사라졌습니다. 처음에는 경락의 한 종류인 줄 알고 아프지 않을까 겁먹었는데, 아프지 않고 시원해서 깜짝 놀랐어요. 원장님이 관리해주시는 중간에 불편하지 않은지, 아프지 않은지 물어보시곤 했는데 어떤 때는 대답도 못하고 스르르 잠들 만큼 편안했어요. 얼굴 길이를 줄이는 관리니까 솟은 이마나 턱을 누르는 동작이 있을 것 같았는데 거의 얼굴을 만지는 일이 없어서 신기했습니다.
일주일에 두 번씩, 가끔 일정이 바쁠 때는 한 번씩 총 16회를 관리 받고나서 체형측정기로 사진을 찍었어요. 사실은 5회 정도 관리를 받은 후에 찍은 셀카에서 이미 얼굴이 예전보다 줄어든 걸 느꼈지만 막연하게 느끼던 것과 달리 체형 측정기로 정확히 몇 mm가 줄었는지, 어디가 어떻게 줄었는지 딱 꼬집어 설명해줘서 더욱 신뢰가 갔습니다.
오래전부터 고민이던 긴 얼굴을 통증이나 부작용 염려 없이 편안하게 바꾸게 되어서 정말 좋아요. 또 관리를 받으면 받을수록 더 건강해지는 느낌도 들었습니다.

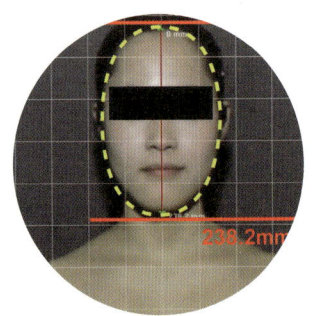
Before

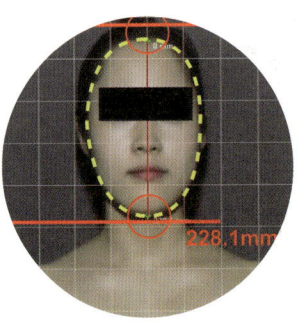
After

지점 : 평촌점

비대칭

안면 비대칭
고정 후
반듯한 이미지로
변신

몸에 비해 유독 크고 각진 얼굴이 가장 고민이어서 위뷰티를 방문하게 되었어요. 얼굴이 큰 것도 문제지만 각지고 큰 건 정말 답이 없었거든요. 얼굴이 작아질 수만 있다면! 얼굴을 작게 해준다는 데는 이곳저곳 다 다녀봤죠. 그런데 제 기대에 부합하는 곳은 없었어요.

수많은 시도와 노력 끝에 위뷰티 평촌점을 알게 되었습니다. 제 얼굴은 난이도 상에 해당될 것 같아서 관리 효과가 없을까 봐 걱정스럽고, 또 다시 얼굴 관리를 받기도 망설여졌는데 담당 관리사님이 너무도 자신 있게, 변할 수 있으니 함께 하자고 응원해주셨어요. 그래서 주저 없이 관리사님이 추천하는 사각턱 관리를 받기 시작했죠! 사각턱 관리를 받은 지 30회! 크고 넓은 사각턱과 얼굴 골격, 모두 어디 갔을까요?

관리를 받고 나서 가장 만족스러운 건 '얼굴형의 변화로 인한 이미지 변화'랍니다. 업무로 혹은 개인적으로 처음 만나는 사람들이 저와 대화하기 전에는 먼저 다가가기 어려웠다고 항상 말하더라고요. 제 첫인상이 '기가 세다, 강해 보인다, 고집스러워 보인다, 인상파, 화나 보인다, 성질 있어 보인다' 이런 느낌을 주었다는 거예요. 모두 '사각턱' 얼굴형이 주는 이미지였죠. 그런 저에게 어떤 '변화'가 일어났는지 아세요? 저를 보는 시각이 '단아하다, 순수해보인다, 착해보인다, 동글동글하다, 유순해보인다'로 예전과 완전 달라진 거예요. 얼굴형의 변화에 따른 이미지 차이가 상당하다는 걸 몸소 체험하고 있죠.

거울을 보고, 사진을 찍었을 때 보이는 느낌 또한 저 스스로 인정한다면 정말 많은 변화를 본 거 아닐까요?

위뷰티를 왜 이제야 알았을까? 너무 너무 아쉽다는 생각도 들지만, 지금은 위뷰티 관리를 받으면서 지금보다도 더 예뻐질 수 있다는 생각에 시간과 비용을 기꺼이 투자하고 싶답니다.

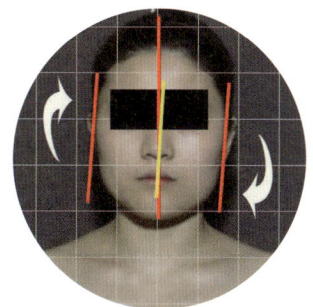
Before

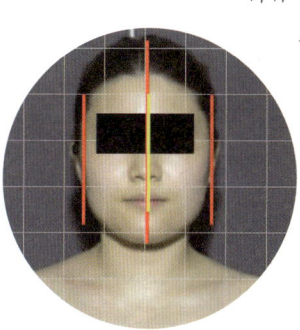
After

얼굴 내 손으로 성형하기

지점 : 일산점

두상

머리 크기도
줄어들 수
있어요

저는 늘 두 마리 토끼를 잡으려는 욕심 많은 성격으로
토끼 한 마리도 잡지 못하는 실패와 좌절을 반복하면서
불안하고 조급한 성격까지 갖게 되었습니다. 작은 일에도
욱하고 짜증내는 일이 다반사였죠. 그러던 어느 날 우연히
위뷰티를 알게 되면서 그동안 저축해둔 돈으로 두상관리
20회를 등록했습니다. 그때 저는 외모 변화는 물론, 얼굴을
마사지하고 틀어진 골격을 제대로 잡아주면 혈액순환이
개선되어 조급한 성격도 바꿀 수 있지 않을까 하는 기대가
있었어요.

관리를 10회 차 받을 무렵, 운동을 위해 체중을 5kg 증량한
상태였는데도 주변 사람들에게서 살이 빠지고 얼굴이
갸름해졌다는 말을 많이 들었고 저 또한 그렇게 느꼈습니다.
이 부분은 골근테라피의 원리를 이해하고 당연히 변하리라는
확신이 있어서 크게 놀라지는 않았죠. 그보다 관리를 받을
때 느끼는 편안함 덕분에 조급한 성격으로 생긴 편두통이
개선된 사실에 더 놀랐습니다. 또한 관리를 받을 때마다
사람의 심리상태나 성격이 외모와 이미지에 크게 영향을
미친다는 말을 선생님께 듣고 저를 변화시키기 위해 노력한
결과, 위뷰티 일산점에서 가장 많은 변화가 일어난 사람
중 하나가 되었습니다. 저는 외형의 변화, 편안하고 느긋한
성격이라는 두 마리 토끼를 다 잡은 데다 노력하면 더
발전하리라는 희망까지 얻었어요.

건강한 마인드와 체질은 사람의 관상과 이미지를 바뀌게
한다고 합니다. 저에게 긍정적인 삶과 편안함을 선사해주신
위뷰티, 정말 감사합니다.

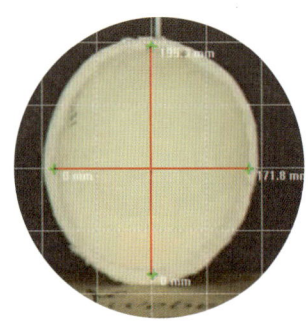
Before

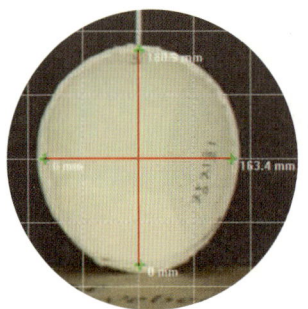
After

지점 : 마포점

이중턱

턱선이
이렇게
생겼었네요

저만 알고 싶지만 너무 변화가 좋아서 씁니다. 위뷰티는 1년 전부터 알고 있었지만 관리를 시작하기까지 오래 고민했어요. 위뷰티에서 관리 받을까말까 고민하는 동안 여타 다른 프렌차이즈나 입소문난 경락 숍들을 많이 다녔지만 확실한 관리변화를 느끼지 못해서 마지막이라는 생각으로 위뷰티를 선택했어요. 다른곳에서 실패한 경험이 있어서 처음 상담 받으러 가기 전까지 정말 얼굴이 작아질까? 반신반의하면서 방문하게 되었어요. 다른 곳과 다르게 석고 비교가 아니라 기계 측정을 통해 사이즈 변화를 보여주고 변화가 없으면 100퍼센트 환불 해주는 책임제 관리라고 하니 더 믿음이 생기더라구요. 그동안 제가 받았던 관리들은 너무 아프고 멍들기도 하고 했었는데 위뷰티 관리는 아프지 않고 시원하게 받을 수 있어서 "와 여기는 정말 다르구나. 하길 잘했다"란 생각밖에 들지 않더라구요. 특히 저에게 맞춤 디자인 상담을 통해서 제가 고민이였던 이중턱 뿐만 아니라 제 평소 잘못된 자세라던가, 생활습관도 같이 개선해주시고 거기에 맞춰서 바디관리(골반, 거북목, 복부)까지 함께 받으니 정말 10회 만에 눈에 띄게 관리변화가 보여서 너무 신기했어요. 진짜 더 놀라웠던 건 첫 관리할때 반쪽비교를 도와주셨는데 하자마자 바로 이중턱이 사라지고 그동안 보지 못했던 턱선이 생겨서 너무 행복했어요. 제가 직접적으로 느끼는 변화도 있지만 주변 사람들이 알아봐줘서 더 기분이 좋아요. 또 디렉터님께서 저한테 맞춤으로 집에서 할 수 있는 셀프동작까지 세심하게 알려주셔서 매일 집에서 홈케어도 하니까 더 변화가 좋은 것 같아요. 아참, 제가 이중턱 관리 뿐만 아니라 골반관리, 거북목관리, 복부관리 받으면서 근본적인 원인도 함께 좋아지니깐 골반도 반듯해지고 자세도 좋아지고 몸이 정말 많이 가벼워졌어요. 살도 많이 빠졌고요. 위뷰티 관리 받으면서 건강하게 예뻐지는 방법을 알아가고 있는 것 같아요.

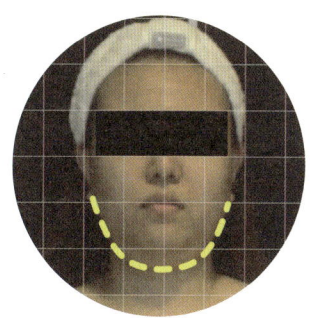
Before

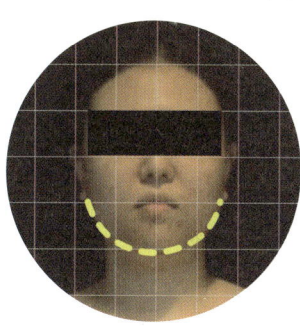
After

얼굴 내 손으로 성형하기

Q&A

이 책은 '위뷰티'에서 전문 관리사들이 29년의 노하우를 제공하는 골근테라피 서비스를 집에서 혼자 할 수 있도록 새롭게 구성한 것입니다. 독자 여러분을 위해 위뷰티를 방문하는 고객들이 가장 궁금해하는 내용을 Q&A로 엮었습니다.

Q 얼마동안 관리를 해야 효과를 볼 수 있나요?

A 인체에는 본래 원래상태로 되돌아가려는 '항상성'이 있습니다. 사람이 바깥 기온과 상관없이 항상 일정한 체온을 유지하는 것도 바로 항성성 때문이죠. 항상성은 생명 유지에 가장 필요한 자생력입니다. 골근테라피를 받으면 단 1회로도 변화를 확인할 수 있습니다. 하지만 인체는 항성성을 갖고 있기 때문에 외부 자극에 의해 변화가 생기면 이전의 상태로 되돌아가려 합니다. 때문에 골근테라피는 인체가 인지할 수 있는 최소의 횟수와 기간 동안 꾸준히 반복해주는 것이 좋습니다.

Q 얼굴 피부를 자주 자극하면 주름이나 피부 늘어짐이 정되는데 괜찮을까요? 특히 눈주름이 걱정됩니다.

A 얼굴에서 나이를 드러내는 것이 피부 주름입니다. 특히나 입술주변의 구륜근과 눈주변의 안륜근은 우리가 가장 많이 사용하는 안면근육인데 다른 안면근육들과는 다르게 지방이 적어 주름이 생기기가 쉬운 부위입니다.

Q 얼굴을 자주 만지면 트러블이 생기는 편인데, 괜찮을까요?

A 먼저 골근테라피는 결과가 아닌 근본적인 원인을 관리하기에 얼굴피부를 직접적으로 자극하는 테크닉은 적습니다. 또한, 뼈와 근육 위의 피부관리이기에 관리시 피부만 만지는 느낌으로 가면 늘어질 수 있지만, 천천히 부드럽게 뼈를 느끼면서 관리하면 늘어지지 않는답니다.

피부는 신경과 일란성 쌍둥이입니다. 한 곳에 집중을 많이 하거나 늘 긴장이 되어 있다면 피부가 예민해지고, 붉어지며 각종 트러블이 생길 수 있는데요. 피부 중 얼굴 피부는 다른 피부와는 다르게 피부 표피에 근육이 정지하기에 잘 못 만지면 만질수록 오히려 늘어질 수도 있는데요. 내 피부에 자극적이지 않은 오일이나 크림을 사용하여 뼈가 닿는 느낌을 가지고 부드럽게 횟수는 최소화하여 관리를 해주셔도 좋고, 그래도 내 피부가 많이 예민하다면 얼굴의 피부는 만지지 않고, 관리하는 것이 가장 좋습니다.

Q 보톡스 등 시술을 받은 후에도 괜찮을까요?

A 보톡스나 필러 같은 시술은 일주인 안에 효과를 볼 수 있습니다. 그런데 시술로 효과가 나타나는 근육들이 있는가 하면 그 약물이 미치지 못하는 근육 또한 존재합니다. 이 차이가 '어색한 표정'이라는 결과로 나타나는데요. 이때 골근테라피를 받으면 시술 효과를 높이고 전체적으로 균형 잡힌 얼굴을 만들 수 있습니다. 병원 시술 후 안면 윤곽관리, 근육 처짐 관리, 보톡스 후 처짐 관리 등을 집중적으로 받으시면 좋습니다.

Q 경락만큼 통증이 있나요?

A 골근테라피는 경락과 달리 전혀 아프지 않습니다. 오히려 너무 약하게 하는게 아니냐 하고 관리 시 주무시는 고객이 있을 정도입니다. 골근테라피는 $0.3~0.8kg/cm^2$의 압력으로 진행되는데, 이는 박사논문을 통해서도 효과적인 관리법으로 입증된 것입니다. 움직임의 제한이 심하거나 염증성 부종이 있는 분들은 압력은 같으나 속도를 조금 더 늦춰서 몸이 부드럽게 이완될 수 있도록 하고 있습니다.

Q 홈 에스테틱 기구들을 사용하고 있는데, 이것들과 함께 병행해도 될까요?

A 사람마다 원하는 얼굴이 조금씩 다르지만 작고 예쁜 얼굴은 현대를 살아가는 모든 사람이 추구하는 가치입니다. 예뻐지고자 하는 욕구가 다양하듯 다양한 홈 에스테틱 기구들도 많이 있는데요. 그 기구를 이용해도 충분히 예뻐질 수 있지만, 사람의 손보다 섬세하고 정확한건 사실 없답니다. 림프 배농을 도와주는 기기들도 하나하나의 림프절을 정확하게 만져주는 것이 불가능하므로 실질적으로 많은 효과를 기대 한다면 내손으로 마사지 하였을 때 최대의 효과가 있답니다.

Q 부작용도 있을까요? 전문가가 아니라 셀프라, 내가 제대로 하고 있는지 궁금해요.

A 기계나 약물을 이용한 관리가 아닌 오로지 내손으로 관리하는 것이기에 횟수를 더 많이 여러번 하거나 시간을 오래 하셔도 부작용은 없습니다. 다만, 얼굴사이즈를 단기간에 줄이고 싶으신 마음에 강하게 뼈를 누르거나 자극하시면 강한 자극에 오히려 얼굴사이즈가 커질 수 있는 부분도 있습니다. 또한 관리를 했는데 변화를 잘 모르시는 분들은 거울로 내 얼굴을 비춘 뒤, 코를 기준으로 얼굴이 조금 더 큰 반쪽 부위만 먼저 관리를 해보시고 관리 후 거울로 다시 변화를 확인해보시면 그 차이를 느끼실 수 있을 겁니다.

Q 밋밋한 얼굴에도 볼륨을 줄 수 있나요?

A 눈, 코, 입, 귀가 적절한 위치에 적당한 크기와 모양으로 자리를 잡고 있어야 예쁜 얼굴이라고 할 수 있습니다. 성형수술로 눈만 크게 만든 사람이나 코만 오똑하게 만든 사람이 수술한 부위는 만족을 합니다. 그러나 물리적인 힘에 의한 변화는 전체적인 균형이 맞기가 어렵습니다. 골근테라피는 내손으로 마사지하여 너무 튀어나온 부위는 적절히 낮춰질 수 있고 움푹 들어간 부위는 도드라지게 유도하여 얼굴 밋밋한 부위에도 볼륨감을 주어 아름다운 균형을 찾아줍니다. 얼굴이 작아지는 것은 물론, 사각턱이나 광대뼈를 부드럽게 완화하고 납작한 이마를 봉긋하게 만들어주고, 콧대도 올려줍니다. 골근테라피를 받은 뒤 친구들에게 '어디 손댔냐'는 질문을 받는 분이 많습니다. 뭐라고 딱 꼬집어 말하긴 어렵지만 얼굴이 전보다 더 작고 또렷해 보이기 때문입니다.

Q 하루 중 언제 관리해야 가장 효과가 좋을까요?

A 뼈는 섭생, 습관, 심상 등에 의해 지속적으로 변화합니다. 전문가에게 관리를 받으면 짧은 시간 내에 많은 변화를 경험할 수 있지만, 이 역시 시간이 지나면서 효과가 약해질 수 있기 때문에 책에서 배운 테크닉을 습관처럼 실천하면 가장 좋습니다. 골근테라피는 한꺼번에 장시간 하는 것보다는 날마다 머리감을 때, 세안하실 때, 로션바르실 때마다 3~5분씩 꾸준히 하거나 아침, 저녁, 취침전 등으로 시간을 정해 꾸준히 실천할 것을 권장해드립니다.

Q 잠자는 습관이 나빠(엎어져 자는 경우, 옆으로 자는 경우) 자고 일어나면 얼굴이 뒤틀린 느낌을 받을때가 있습니다. 어제 받은 관리가, 잠버릇 하나로 효과가 없어질까 걱정됩니다.

A 생활습관도 바꿔야 하겠지요? 세상의 모든 것은 달라집니다. 생로병사를 거치는 생명체는 물론, 죽어 있는 물건도, 굳어 있는 물건도 변화를 하며 산화를 합니다. 인체는 살아 있는 유기체이며 살아서 움직이는 세포가 있기에 요요 현상은 반드시 일어납니다. 불균형한 자세, 음식을 씹는 습관, 턱을 괴는 습관, 엎드려 자는 습관에 따라 얼굴형은 변화되기에 올바른 생활습관을 반듯하게 유지해주시면 너무나 좋지만, 매일 3~5분 정도 투자해서 이 책에 나와 있는 관리를 꾸준히 실천한다면 요요 현상을 최소화할 수 있을 뿐만 아니라 관리이후의 시너지효과도 드릴 수 있답니다. 실제 하루 5분 내 손으로 성형하기 책을 구매하신 분들이 매일 꾸준히 골근테라피를 실천했을 때 3개월 후, 광대사이즈가 2cm가 줄었다고 문의주신 분들이 많았답니다. 꾸준함이 특별함을 만들어줍니다. 매일 꾸준히 하시는 만큼 유지가능하십니다.

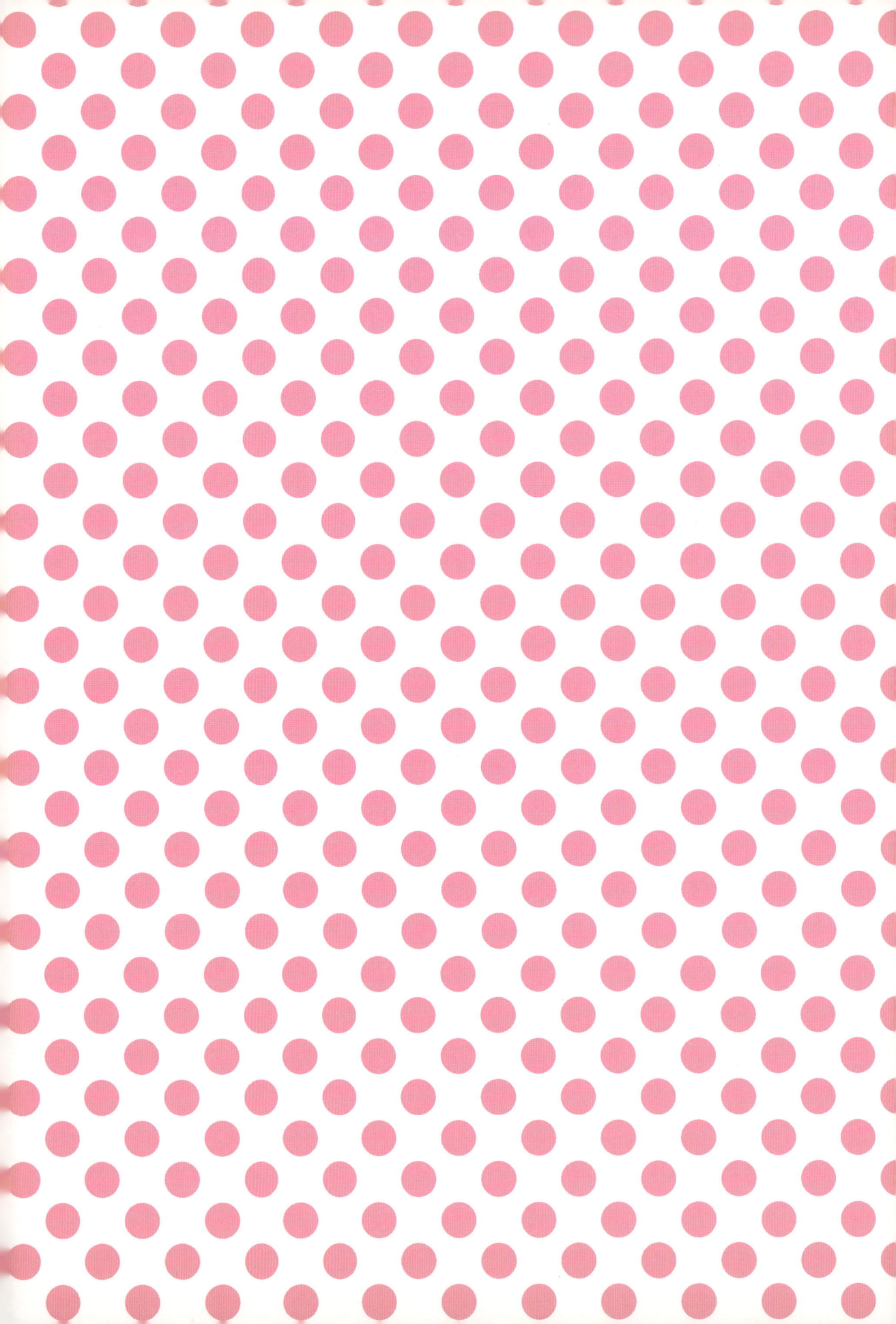

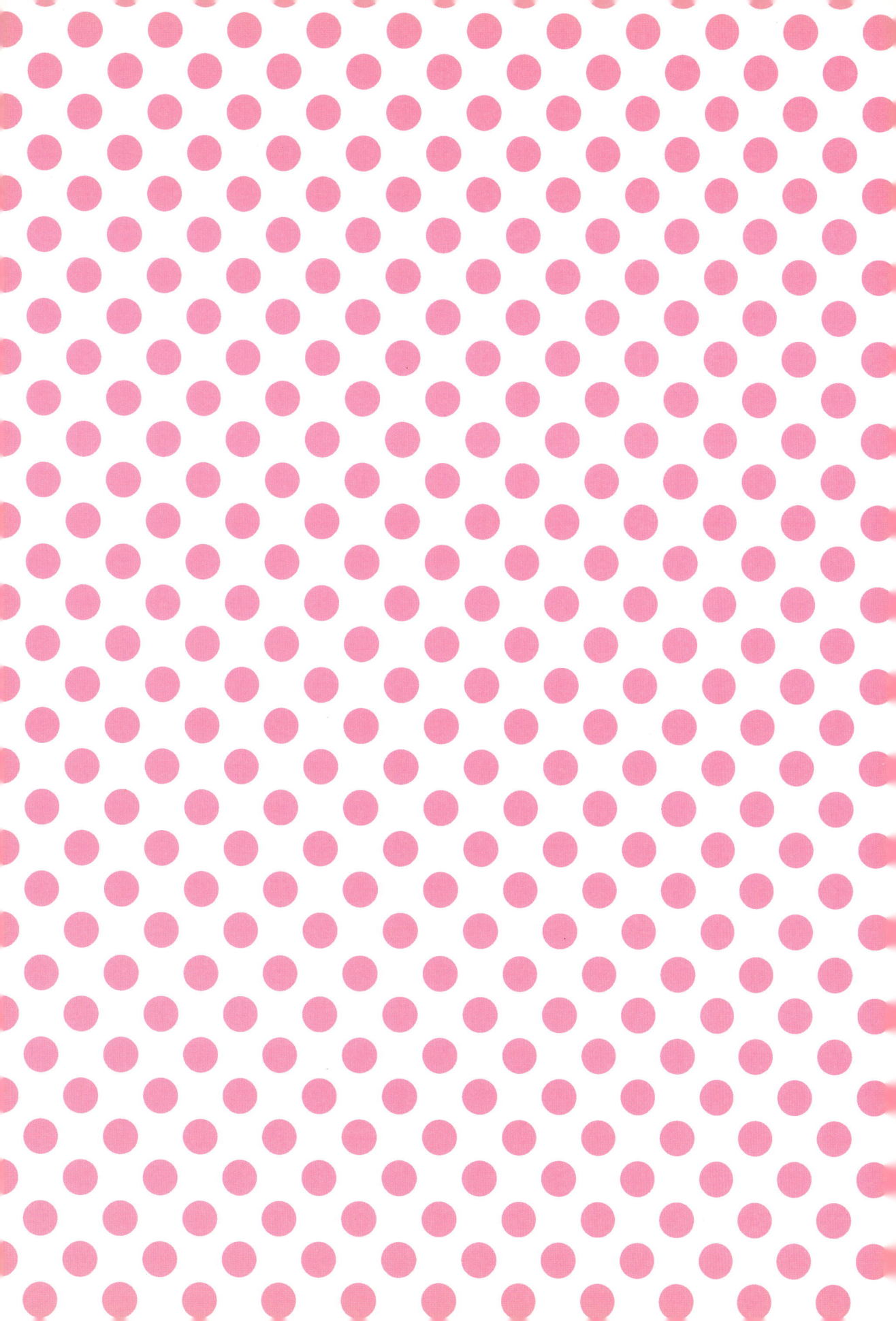

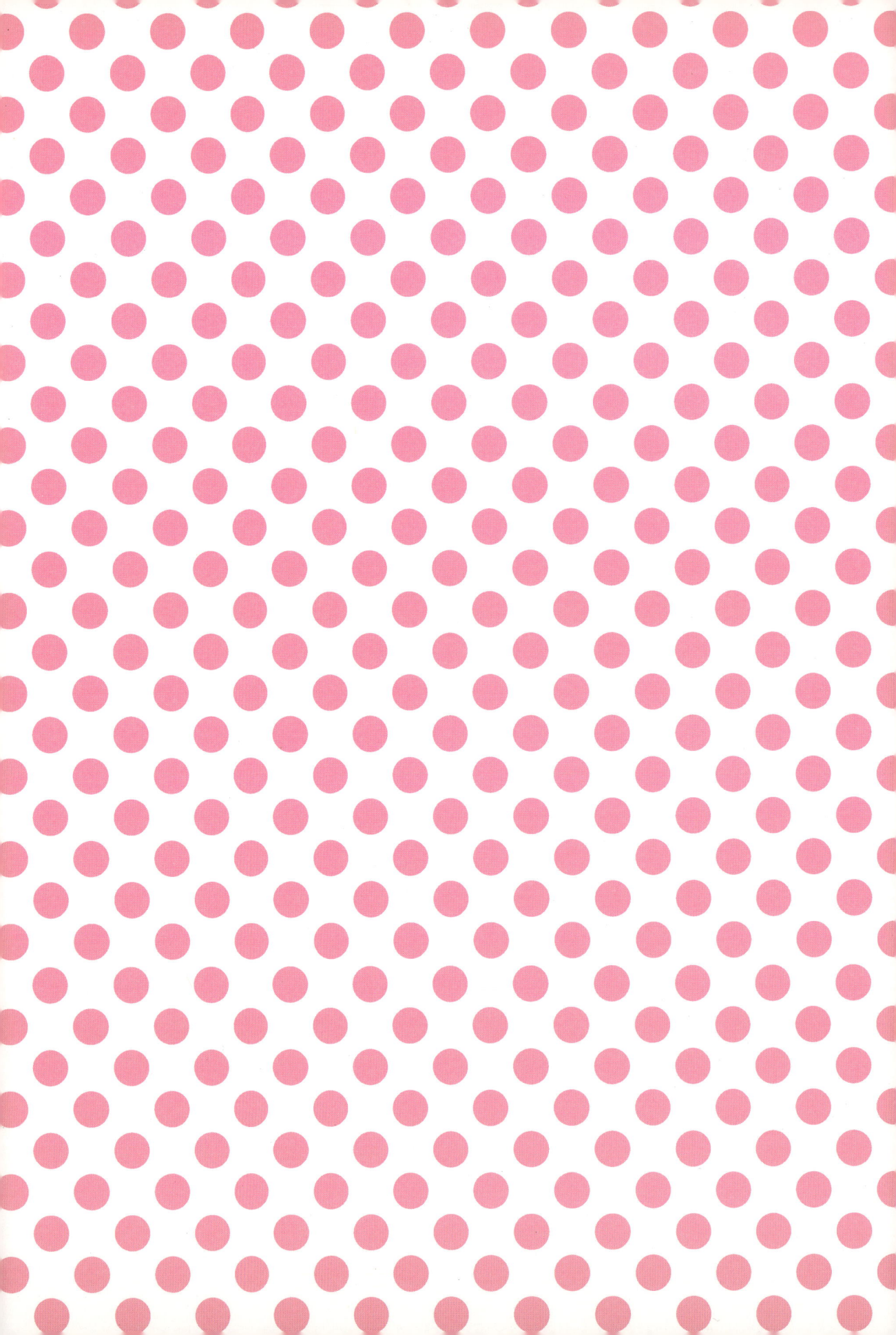